国医堂养生百草

理气药 平肝熄风药 安神药 开窍药

张瑞贤　紫轩　主编

广西科学技术出版社

图书在版编目（CIP）数据

国医堂养生百草. 理气药、平肝熄风药、安神药、开窍药/张瑞贤，紫轩主编. —南宁：广西科学技术出版社，2015.11

ISBN 978-7-5551-0457-5

Ⅰ. ①国… Ⅱ. ①张…②紫… Ⅲ. ①中草药—基本知识②中草药—验方 Ⅳ. ①R282②R289.5

中国版本图书馆CIP数据核字（2015）第148429号

LIQI YAO PING GAN XI FENG YAO ANSHEN YAO KAIQIAO YAO

理气药 平肝熄风药 安神药 开窍药

张瑞贤 紫 轩 主编

策划编辑：朱杰墨子

责任编辑：冯靖城 朱杰墨子　　　　　装帧设计：TWSD / 辰羲设计

责任校对：李 晶　　　　　　　　　　责任印制：韦文印

出 版 人：韦鸿学　　　　　　　　　　出版发行：广西科学技术出版社

社　　址：广西南宁市东葛路66号　　邮政编码：530022

网　　址：http://www.gxkjs.com　　　在线阅读：http://www.gxkjs.com

经　　销：全国各地新华书店

印　　刷：广西大华印刷有限公司

地　　址：广西南宁市高新区科园大道62号　邮政编码：530007

开　　本：890mm×1240 mm　　1/32

字　　数：140千字　　　　　　　　　　印　张：3.5

版　　次：2015年11月第1版

印　　次：2015年11月第1次印刷

书　　号：ISBN 978-7-5551-0457-5

定　　价：16.00元

序

　　草木虫食谷是中医养生的本源，中华的国医素有"食药同源"之理念。食物的性能与药物的性能一致，包括"气"、"味"、"升降浮沉"、"归经"、"补泻"等内容，并在阴阳、五行、脏腑、经络、病因、病机、治则、治法等中医理论指导下应用于实际生活之中。这对我们当代人在日常生活保健中运用百草养生有着科学的指导意义。

　　本书旨在让普通百姓在日常生活中认识百草、了解百草，从而科学利用百草养生，通过运用中医百草养生的方式来调养自身，使肌体阴阳平衡、五脏调和、气血畅通，最终达到身体健康、延年益寿之目的。

　　本草正名：主要依据《本草纲目》等文献。

　　本草药方：主要参考多种中医药学的谱济方及历史文献，其中有验方和奇方等。中医药方主治病症分类包括内科、外科、男科、妇科、儿科和五官科等。

　　药膳养生：主要参考历代养生的中医药学文献，如汉代的《神农本草经》，张仲景的《伤寒论》《金匮要略》，唐代孙思邈的《备急千金要方》，宋代《太平圣惠方》《养老奉亲书》，元代饮膳大臣忽思慧的营养学专著《饮膳正要》。到明清时期饮食保健的著作大量涌现，并出现了一些野菜食疗类著作，扩大了食物来源。如《本草纲目》和明末宫廷插图本《补遗雷公炮制便览》等重要文献。它们包括了中药本草的使用、药方的使用、炮制技术，总结了几千年传承下来的中医药使用、养生保健、食疗的科学方法，这就是编写此书的意义所在。

中国中医科学院中药研究所　教授
《家庭中医药》主编　　　　　张瑞贤

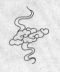

目录

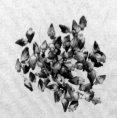

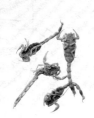

安神药

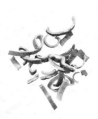

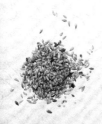

开窍药

附录

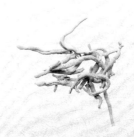

理气药

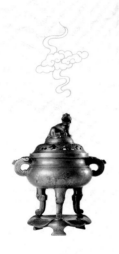

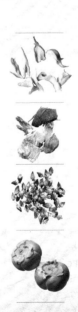

【概念】

凡以疏通气机、消除气滞为主要作用的药物,称理气药,又称行气药。

【功效】

理气药性味多辛、苦、温。气味芳香能疏理气机,具有行气消胀、解郁止痛,并可通过畅达气机、消除气滞而达到止痛的功效。本类药物根据其性能的不同,可分为疏肝解郁药、调脾和胃药、宣降肺气药等。

【药理作用】

近代研究表明,理气药主要具有兴奋或抑制胃肠道平滑肌的作用,促进消化液的分泌,利胆,调节子宫平滑肌,舒张支气管平滑肌,增加冠状动脉血流量,兴奋心肌,抗菌,升高血压等作用。

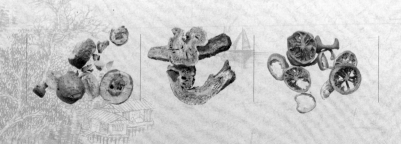

【适用范围】

　　理气药主要用于治疗胃肠气滞所导致的脘腹胀痛、恶心呕吐、嗳气吞酸、腹泻便秘等，肝气郁滞所导致的胁肋胀痛、疝气疼痛、抑郁不乐、月经不调、乳房疼痛等，肺气壅滞所导致的咳嗽气喘、胸闷胸痛等。对现代临床所谓的肠炎、胃炎、胃肠道溃疡、胆结石、多种肝痛、胆囊炎，以及慢性支气管炎等有治疗作用。

　　木香、香附、乌药、川楝子、青皮、檀香、沉香、玫瑰花、娑罗子、荔枝核、土木香、天仙藤、大腹皮、薤白、柿蒂、刀豆、基松、佛手、香橼、化橘红、陈皮、枳实、绿萼梅、九香虫等为临床常用的理气药。

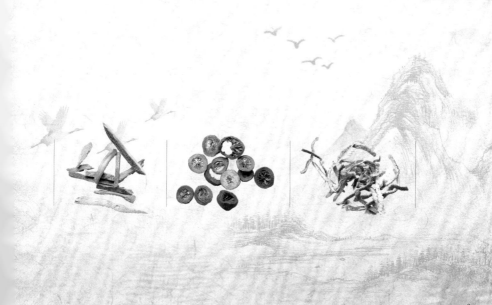

白木香

（沉香）

科属 瑞香科植物白木香，其含有树脂的木材入药。沉香属植物全世界约有 14 种，分布于中国、印度、老挝、泰国、缅甸、柬埔寨、马来西亚等地。中国仅有 2 种，均可入药。

地理分布 生于丘陵、平地的疏林以及荒山中。分布于我国福建、广东、台湾、广西、海南。主产于广西、海南、广东。

采收加工 全年均可采收，将采下的沉香，用刀剔除无脂以及腐烂部分，阴干。

用法用量 煎服，1.5～4.5 克，宜后下。

药理作用 抑制中枢神经，解除肠平滑肌痉挛等。

性味归经 辛、苦，微温。归脾、胃、肾经。

功能主治 温中止呕，行气止痛，纳气平喘。用于胸腹胀闷疼痛，肾虚气逆喘急，胃寒呕吐呃逆。

〖沉香〗

◎《本草纲目》记载沉香：

别名／蜜香·栈香·沉水香·奇南香

「治风水毒肿，去恶气。主心腹痛，霍乱中恶，邪鬼疰气，清人神，并宜酒煮服之，补脾胃，及痰涎，血出于脾。益气和神。治上热下寒，气逆喘急，大肠虚闭，小便气淋，男子精冷。」

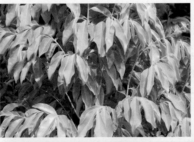

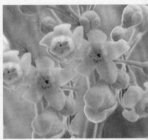

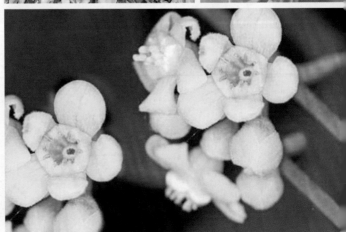

四季药膳养生

沉香熟地酒

熟地 50 克，沉香 25 克研粗末（以细绢袋包扎），放入黄酒 2000 毫升中浸 7 昼夜后可饮。每餐前饮 20 毫升即可。🔊 功能行气止痛。适用于噎膈、反胃、梅核气，气淋精冷者。

乌沉汤

沉香 150 克、乌药 300 克、人参 90 克、甘草 135 克。上药共研为细末，每服 6～9 克，日服 3 次，饭前空腹时用温开水送服。亦可用饮片作汤剂水煎服，用量按各药常规剂量酌情增减。🔊 功能行气散寒，温中补虚。适用于中虚寒滞，胸腹胀痛，绵绵不休，喜暖喜按，呕吐；寒疝腹痛，经行腹痛，神疲乏力，舌淡苔白，脉沉迟等症。

中医传世药方

丁沉透膈理气汤

方选源流：《太平惠民和剂局方》理气方。

中药组成：沉香、香附、砂仁、人参各 30 克，白术 60 克，木香、青皮、白豆蔻、肉豆蔻、麦糵各 15 克，藿香、厚朴各 23 克，丁香、甘草各 45 克，神曲、草果、半夏各 8 克，陈皮 23 克。

炮制方法：上药共研为粗末，每服 12～15 克，加生姜、大枣水煎服，日服 2 次。亦可作饮片水煎服，用量酌减。

功能主治：理气降逆，温中散寒，健脾燥湿。适用于气滞胃反，脘腹胀痛，消化不良，食后恶心呕吐，吐后即觉舒服，全身乏力，肢体酸痛，舌淡苔白腻，脉濡弱等症。

本草纲目附方

肾虚目黑

用沉香一两，蜀椒去子，炒出汗，取四两研末，再用酒糊成梧桐子大的丸，每次服三十丸，空腹盐汤送服。

胃冷久呃

用沉香、白豆蔻仁、紫苏各一钱，研末，每次用柿蒂汤送服五七分。

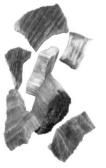

诸虚寒热

冷香汤：沉香、附子（炮）等分，加水一盏，煎至七分，露一夜，空腹温服。

心神不足

朱雀丸：用沉香五钱，茯神二两，研末，炼蜜和成小豆大的丸。饭后以人参汤送服三十丸，一日两次。

北马兜铃

（天仙藤）

科属 马兜铃科植物马兜铃或北马兜铃，其地上干燥部分入药。

地理分布 1. 马兜铃 生于海拔200～1500米的沟边、山谷、路旁湿处以及山坡灌木丛中。主产于我国长江流域以南各省区及山东、河南，广东、广西常有栽培。

2. 北马兜铃 海拔500～1200米的山坡灌木丛、沟谷两旁以及林缘多有生长，喜气候湿润、较温暖、肥沃的沙壤中。主产于我国东北及河北、内蒙古、河南、陕西、山东、甘肃。

用法用量 煎服，4.5～9克。

采收加工 霜降前未落叶时割取地上部分，晒干打捆。

药理作用 抗肿瘤；抑菌；降血压。

性味归经 苦，温。归肝、脾、肾经。

功能主治 利水消肿，行气活血。用于关节痹痛，脘腹刺痛，妊娠水肿。

【天仙藤】 别名／兜铃苗・马兜铃藤・青木香藤・香藤

◎《本草纲目》记载天仙藤：『主治解风劳。同麻黄，治伤寒，发汗。同大黄，堕胎气。流气活血，治心腹痛。』

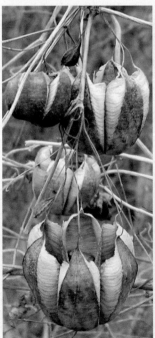

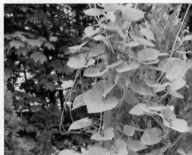

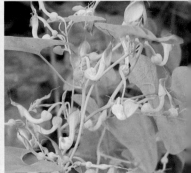

四季药膳养生

天仙藤散

天仙藤（炒焦）150克研为细末。每服6克，产后腹痛用生姜和酒调下，常患血气用温酒调服。🔊功能通经络。适用于产后腹痛不止等症。

痹痛汤

天仙藤、南川芎、海风藤各6克，络石藤、鸡血藤、酒桑枝、全当归、川牛膝各9克。水煎服。或头煎内服，二煎局部热敷。🔊功能行气活血，祛风湿。适用于风湿阻滞，肌肉筋骨酸痛等症。

天仙藤酒

天仙藤、丁公藤、铭勾藤、桑络藤、菟丝藤、忍冬藤、五味子藤各3两。将以上材料切细，放入棉布袋中，置入罐中，倒入白酒漫过药材，封口。1个月即可饮用。每次5毫升空腹温服。🔊功能行气活血，祛风湿。适用于筋脉拘急、痛风等症。

 中医传世药方

天仙藤利水行气散

方选源流：《校注妇人良方》理气方。

中药组成：天仙藤12克，陈皮、甘草、乌药、木瓜、香附、生姜、苏叶各6克。

炮制方法：水煎服。

功能主治：利水消肿，行气活血。适用于妊娠浮肿，行步艰难，胸闷胁胀，饮食减少，苔薄腻，脉弦滑等症。

 本草纲目附方

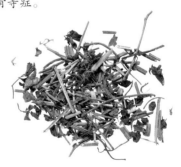

水肿喘急

用马兜铃煎汤，每日服。

肺气喘急

马兜铃二两，去壳及膜，酥半两，一起拌匀慢火炒干，加甘草（炙）一两，共研为末。每次取一钱，用水一碗，煎取六成，温服或噙口中咽服。

痔瘘肿痛

把马兜铃放入瓶中，烧烟熏患处，有效。

槟榔
（大腹皮）

科属　棕榈科植物槟榔，其干燥果皮入药。

地理分布　原产于马来西亚。栽培于我国台湾、福建、海南、广东、云南等地。主产于云南、海南。

采收加工　冬季至第二年春季采收未成熟的果实，煮后干燥，纵剖两瓣，剥取果皮，习称"大腹皮"；春末到秋初采收成熟果实，煮后干燥，剥取果皮，打松，晒干，习称"大腹毛"。

用法用量　煎服，4.5～9克。

药理作用　促进纤维蛋白溶解，增强胃肠平滑肌收缩力等。

性味归经　辛，微温。归脾、胃、大肠、小肠经。

功能主治　行水消肿，下气宽中。用于脘腹胀闷，湿阻气滞，水肿胀满，大便不爽，小便不利，脚气浮肿。

【大腹皮】

◎《本草纲目》记载大腹皮："主治冷热气攻心腹，大肠壅毒，痰膈醋心。并以姜、盐同煎，入疏气药用之，良。下一切气，止霍乱，通大小肠，健脾开胃调中。降逆气，消肌肤中水气浮肿，脚气壅逆，瘴疟痞满，胎气恶阻胀闷。"

别名／槟榔皮·槟榔壳·大腹毛·茯毛·槟榔衣·大腹绒

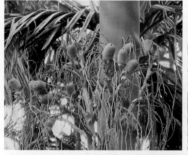

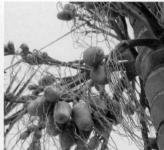

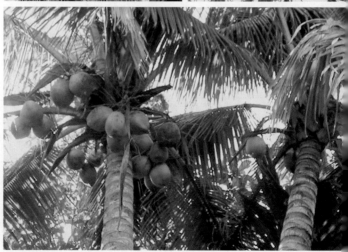

四季药膳养生

瓜蒌大腹皮炖猪肚

　　大腹皮30克，瓜蒌20克，猪肚1个，姜、葱、盐各6克，大蒜10克。把大腹皮、瓜蒌洗净。猪肚洗净后，放沸水焯透，捞起待用。姜切片，葱切段，大蒜去皮切段。把猪肚放炖锅内，大腹皮、瓜蒌放在猪肚内，加水1500毫升，放入盐、姜、葱。把炖锅置大火上烧沸，再用小火炖煮1小时即可。每天1次，每次吃猪肚30克，随意喝汤。
◀)) 功能行水消肿，下气宽中，宽胸散结，利水疏肝。适用于肝硬化患者。

酢浆草腹皮汤

　　大腹皮、酢浆草各15克，火炭母30克，瘦猪肉150克，陈皮6克，生姜10克，大枣5枚。将瘦猪肉洗净，斩成小块，葱、盐各6克，大蒜10克。备用。全部用料放入锅内，加水适量，小火煮2小时，加盐调味，随量饮用。◀)) 功能清热利湿，理气消滞。适用于无黄疸型乙肝、肝胆湿热者，头身困重，脘腹胀满，舌苔黄微腻，脉濡数等症。

 中医传世药方

五皮理气健脾散

　　方选源流：《华氏中藏经》祛湿方。
　　中药组成：大腹皮、陈橘皮、桑白皮、生姜皮、茯苓皮各9克。
　　炮制方法：上药共研为粗末，每服9克，水煎去渣，温服。
　　功能主治：行水消肿，理气健脾。适用于脾虚脾湿。全身浮肿，肢体沉重，脘腹胀闷，上气喘急，小便不利，大便不爽，以及妊娠水肿，苔白腻，脉沉缓等症。

廓清化湿饮

　　方选源流：《景岳全书》祛湿方。
　　中药组成：大腹皮、枳壳各6克，厚朴4.5克，茯苓、泽泻各9克，陈皮、萝卜子（生捣）各3克，白芥子2克。
　　炮制方法：水煎服。
　　功能主治：理气消肿，化湿利水。适用于三焦壅滞，胸闷气胀，气道不通，小便不利，全身肿胀，肚腹单胀者。

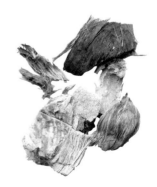

川楝子

（川楝子）

科属 楝科植物川楝，其干燥成熟果实入药。楝属植物全世界约有3种，分布于东半球热带及亚热带地区。中国有2种，均可入药。

地理分布 野生于丘陵地带湿润处及平坝，栽培于村旁以及公路边。我国甘肃、河南、湖南、湖北、四川、广西、云南多有分布。主产于四川、贵州、甘肃、云南、湖北。

采收加工 11～12月果皮呈浅黄色的时候采摘，晒干或烘干。

用法用量 煎服，4.5～9克。

药理作用 抑菌，驱蛔等。

性味归经 苦，寒；有小毒。归肝、小肠、膀胱经。

功能主治 舒肝行气止痛，驱虫。对于胸胁满痛、脘腹胀痛、虫积腹痛、疝痛有疗效。

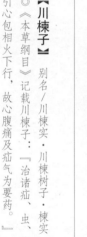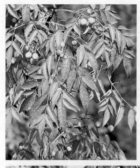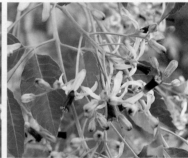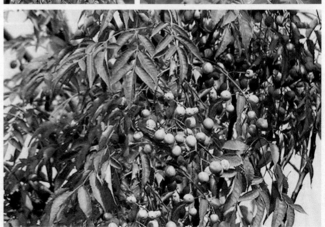

四季药膳养生

金铃子散酒调剂

　　川楝子、延胡索各30克，共研为细末备用。胁痛胀满、痛经、疝气者，如食热物则痛增，便可作为常备品。每有发作迹象，可以黄酒调6克；每有疼痛增剧，可以黄酒调9克。

 中医传世药方

舒肝行气汤

　　方选源流：《沈氏尊生书》理气方。
　　中药组成：川楝子12克、木香9克、吴茱萸3克、小茴香6克。
　　炮制方法：水煎服。
　　功能主治：行气疏肝，散寒止痛。适用于疝痛，脘腹胀痛，苔薄白，脉弦等症。

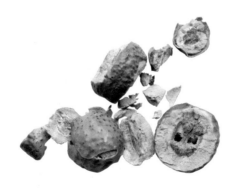

刀豆
（刀豆）

科属　豆科植物刀豆，其干燥成熟的种子入药。

地理分布　原产于西印度群岛。我国长江以南各省区有栽培。热带、亚热带以及非洲广布。

采收加工　秋季果实成熟的时候，采收果实，晒干，剥取种子，或者采后即剥取种子，晒干。

用法用量　煎服，6～9克。

药理作用　抗肿瘤；促进淋巴细胞转化反应等。

性味归经　甘，温。归胃、肾经。

功能主治　下气，温中，温肾助阳，止呃。对于虚寒呃逆，肾虚腰痛，呕吐有疗效。

【刀豆】

别名／挟剑豆·刀豆子·大刀豆·刀鞘豆·白凤豆·刀板仁豆·刀巴豆·马刀豆·卡肖·刀培豆

◎《本草纲目》记载刀豆：『温中下气，利肠胃，止呃逆，益肾补元。』

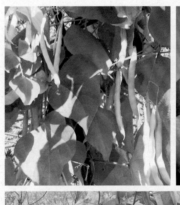

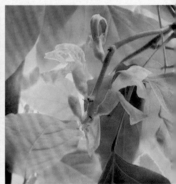

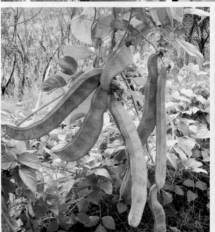

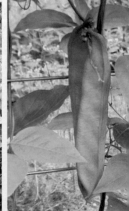

四季药膳养生

刀豆粳米粥

　　刀豆20克、南粳米60克、生姜2片。刀豆捣碎(或炒干后研末),姜、粳米一齐放入沙锅内,加水400毫升煮稀稠粥。早晚温热食。适用于呃逆,虚寒性胃痛,呕吐等症。

刀豆茶

　　刀豆根30克,黄酒适量,红茶4克。水煎数沸,不限时间,代茶饮。适用于恶风畏寒,头痛连项背,呈发作性,遇风痛加,舌淡红,口不渴,苔薄白,脉浮等症。

刀豆蜂蜜饮

　　刀豆子30克,甘草4克,冰糖6克或者蜂蜜6克。刀豆子和甘草药水煎取汁,加冰糖或者蜂蜜调匀。代茶饮。功能温中下气,益肾补元。适用于小儿百日咳以及老年咳喘症。胃热严重者慎用。

中医传世药方

温肾助阳方

　　方选源流:《奇方本草》理气方。
　　中药组成:刀豆壳60克。
　　炮制方法:炒成老黄色,研细末,每次服5克。黄酒冲服亦可。不能饮酒者,可改成煎汤酌加酒服,或切成小块,黄酒炖服,亦可再加白糖用。
　　功能主治:下气温中,温肾助阳。适用于腰痛等症。

温肾助阳方

　　方选源流:《奇方本草》理气方。
　　中药组成:刀豆、诃子各3克,红花、五灵脂、枇杷叶、茜草、紫草茸、刺柏叶、白豆蔻各2克,地格达1克。
　　炮制方法:以上10味,分别挑选,碎成细粉,过筛,混匀。成人每次2克,每天2次,温开水送服。
　　功能主治:下气温中,温肾助阳。适用于肾外伤腰痛,尿频,尿急等症。

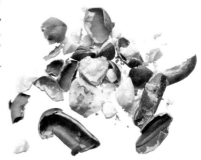

13

佛手
（佛手）

科属 芸香科植物佛手，其干燥果实入药。柑橘属植物全世界约有19种，分布于热带、亚热带地区及亚洲东南部。中国约有14种，入药用约有10种。

地理分布 生于亚热带、热带。栽培于我国江西、浙江、广东、广西、福建、云南、四川等地。其中川佛手主产于四川合江、泸县、江律、云南易门、宾川等地；广佛手主产于广东高要，集散于肇庆，其次产于广西灌阳、凌东。

采收加工 分批采收，多于晚秋待果皮由绿变浅黄绿色时，用剪刀剪下，选择晴天，将果实顺切成4～7毫米的薄片，晒干或烘干后使用。

用法用量 煎服，3～9克。

药理作用 中枢抑制；解除胃肠平滑肌痉挛；平喘；增加冠脉血流量；抗炎；抗心肌缺血等。

性味归经 辛、苦、酸，温。归肝、脾、肺经。

功能主治 和胃止痛，疏肝理气。用于胸胁胀痛，肝胃气滞，食少呕吐，胃脘痞满。

《佛手》

别名／佛手柑·五指柑·手柑

◎《本草纲目》记载佛手：「煮酒饮，治痰气咳嗽。煎汤。治心下气痛。」

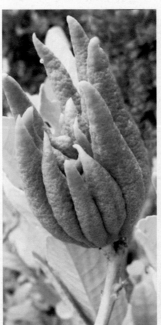

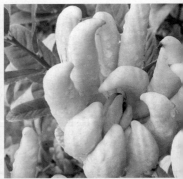

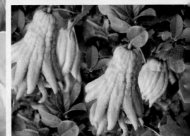

四季药膳养生

佛手粥

佛手、苏梗各15克，粳米30～60克。前2味水煎取汁，粳米淘净，加水煮粥，待粥将熟时兑入药汁一起煮至熟，放入白糖调味，温服。◀》功能理气解郁。适用于胸腹痞满，妊娠少腹胀痛等症。

佛手露

佛手120克，五加皮30克，青皮、木瓜各12克，栀子、陈皮各15克，砂仁、良姜、肉桂各8克，木香、公丁香各5克，当归18克，白酒10升，冰糖2500克。前12味一起切成粗末，装入绢布袋内扎口，浸入白酒中，以小火煮之，去药袋，放入冰糖溶化。每服50毫升，每天3次。◀》功能疏肝理脾，宽胸解郁，和胃止痛，疏肝理气。适用于肝气郁结，脾胃气滞，痞闷不舒，胸胁胀痛，消化不良，及脘腹冷痛等症。孕妇忌服。

中医传世药方

疏肝理气方

方选源流：《奇方本草》理气方。

中药组成：佛手、连翘、茵陈、猪苓、茯苓、厚朴各10克，金钱草、赤小豆各15克，甘草、大黄末（分两次冲服）各5克。

炮制方法：加水煎沸15分钟，滤出药液，再加水煎20分钟，去渣，两煎药液兑匀，分服，每天1剂。

功能主治：和胃止痛，疏肝理气。适用于胆结石并发胆道出血等症。

疏肝理气方

方选源流：《奇方本草》理气方。

中药组成：佛手、半夏、竹茹、黄芩、青皮、陈皮、枳实各15克，石菖蒲30克，柴胡20克。

炮制方法：加水煎沸15分钟，滤出药液，再加水煎20分钟，去渣，两煎药液调兑均匀，分服，每天1剂。

功能主治：疏肝理气。适用于精神失常症，头目晕胀，易怒，情绪波动无常等症。

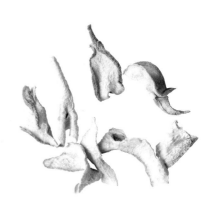

枸橼
（香橼）

科属 芸香科植物枸橼或香圆，其干燥成熟果实入药。柑橘属植物全世界约有 19 种，分布于亚洲东南部及世界热带、亚热带地区。中国约有 14 种。入药用约有 10 种。

地理分布 1. 枸橼 我国云南玉溪、丽江、思茅，广西柳州等地为主产区。

2. 香圆 主产于我国江苏苏州地区以及浙江。

采收加工 9～10 月果实变黄成熟的时候采摘，用糠壳堆 7 天，待皮变金黄色后，切成 1 厘米厚，除去种子以及果瓤，摊开暴晒，遇雨天可烘干。

用法用量 煎服，3～9 克。

药理作用 促进胃肠蠕动；抗炎；祛痰；抗病毒等。

性味归经 辛、苦、酸，温。归肝、脾、肺经。

功能主治 疏肝理气，化痰，宽中。对于肝胃气滞，胸胁胀痛，呕吐嗳气，脘腹痞满，痰多咳嗽有疗效。

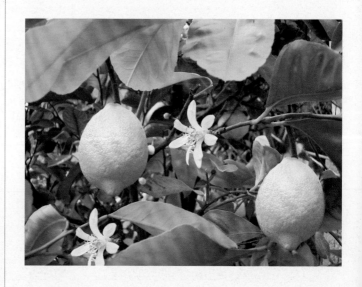

四季药膳养生

香橼茶

陈香橼1个。切成粗末，水煎取汁。代茶饮。◀)) 功能疏肝理气，消积。适用于胃脘胀痛，消化不良，痰饮咳嗽、气壅等症。

香橼麦芽糖饮

鲜香橼1个，麦芽糖适量。香橼洗净，切片，和麦芽糖一起放碗内，加盖后隔水炖3～4小时，至香橼熟烂。每服15毫升，每天2次。◀)) 功能理气宽胸，养心宁神。适用于胸中室塞，心气不足，疏肝理气等症。

香橼醴

鲜香橼100克、蜂蜜40毫升、65度白酒200毫升。将香橼洗净切碎，放入锅内，加水200毫升，煮烂后加白酒、蜂蜜，沸后停火，一起放入细口瓶中，密闭贮存，1月后饮用。每服10毫升，每天2次。◀)) 功能理气消痰，补中润燥。适用于久咳不止等症。

 中医传世药方

香橼和胃方

方选源流：《奇方本草》理气方。

中药组成：香橼、五灵脂、蒲黄、赤芍、佛手、苍术、白术各10克，丹参20克，乳香、莪术、三棱、没药各5克。

炮制方法：加水煎沸15分钟，滤出药液，再加水煎20分钟，去渣，两煎药液兑匀，分服，每天1剂。

功能主治：疏肝理气，和胃止痛。适用于萎缩性胃炎，舌质紫暗等症。

香橼和胃方

方选源流：《奇方本草》理气方。

中药组成：香橼、佛手、陈皮、青皮、白芍各12克，茯苓、山药、甘草各15克，党参、白术、川楝子各10克，柴胡8克。

炮制方法：煎服法同上。每天1剂。

功能主治：疏肝理气，和胃止痛。适用于慢性胃炎等症。

脾胃虚寒加附子15克，半夏、吴茱萸各10克；肝郁胃热加蒲公英50克，银花25克，黄连5克。

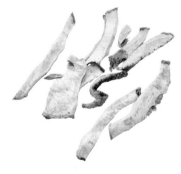

（陈皮）**橘**

科属 芸香科植物橘，其栽培变种的干燥成熟的果皮入药。柑橘属植物全世界约有 19 种，分布于热带、亚热带地区及亚洲东南部。中国约有 15 种，均可入药。

地理分布 栽培于低山地带、丘陵、江河湖泊沿岸以及平原。在我国浙江、江西、江苏、安徽、台湾、福建、广东、海南、湖北、湖南、四川、广西、贵州、云南等地均有栽培。四川、浙江、福建、江西、湖南等地为主产区。

采收加工 10 ～ 12 月果实成熟的时候，摘下果实，剥取果皮，阴干或通风干燥。

用法用量 煎服，3 ～ 9 克。

药理作用 抗胃溃疡，促进消化液分泌；抗肝损伤，促进胆汁分泌；平喘，祛痰；加强心肌收缩力，扩张冠脉，降血压；抗炎；抑制子宫；缩短凝血时间等。

性味归经 苦、辛，温。归肺、脾经。

功能主治 燥湿化痰，理气健脾。对于胸脘胀满，食少吐泻，咳嗽痰多有疗效。

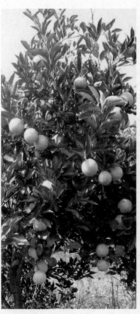

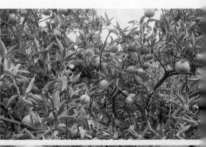

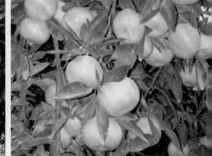

四季药膳养生

陈皮瘦肉粥

　　陈皮 15 克、瘦肉 50 克、墨鱼骨 12 克、白米 80 克。瘦肉洗净，切片，白米淘净，和陈皮、墨鱼骨一起煮为粥，熟后去陈皮、墨鱼骨，加入瘦肉片再煮至肉熟，食盐调味，温服。◀》功能补虚，理气健脾。适用于脾胃气滞，嗳气泛酸，胃脘胀痛，食少体虚等症。

陈皮木香肉

　　陈皮、木香各 3 克，猪瘦肉 200 克。前 2 味焙干研磨成末，猪肉洗净切片。炒锅内少量食油，烧热后放入肉片煸炒，加清水适量，快熟时下陈皮、木香末、食盐拌匀。佐餐食。◀》功能理气解郁补虚，行气宽胸。适用于妊娠少腹胀痛，连及两胁，嗳气稍舒，或情绪不安等症。

 中医传世药方

养脾消积丸

　　方选源流：《幼科发挥》消导方。
　　中药组成：陈皮、白术各 30 克，炙甘草 9 克，苍术、枳壳、青皮、半夏、麦芽、山楂、厚朴、神曲各 15 克。
　　炮制方法：上药共研为细末，蒸饼为丸，黍米大，每服 6 克，米汤送下。
　　功能主治：养脾消积，理气和胃。适用于小儿食积，不思乳食，日渐消瘦等症。

 本草纲目附方

湿痰停滞，咳嗽唾黏稠

　　陈皮半斤，放入砂锅内，下盐五钱，放水至淹没陈皮为度煮干；另用粉甘草二两，去皮蜜炙，二味共研为末，加蒸饼做成丸，如梧子大。每服百丸，开水送下。

化食消痰

　　橘皮半两微热，研为末，水煎代茶，细细饮服。

大肠秘塞

　　陈皮连白酒煮过，焙干，研为末。每次服二钱，温酒送下。

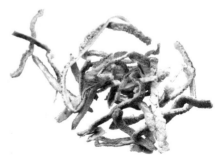

19

橘
（青皮）

【青皮】

别名／青橘皮·青柑皮

◎《本草纲目》记载青皮：「消胸膈气逆，胁痛，小腹疝气，消乳肿，疏肝胆，泻肺气。」

科属 芸香科植物橘，其栽培变种的干燥成熟的果皮入药。柑橘属植物全世界约有 19 种，分布于世界热带、亚热带地区及亚洲东南部。中国约有 14 种，均可入药。

地理分布 主产于我国四川、福建、湖南、江西、广西、浙江、广东、贵州、云南。

采收加工 5～6 月收集其自落的幼果，晒干，习惯称为"个青皮"；7～8 月采收未成熟的果实，在果皮上纵剖成四瓣到基部，除尽瓤瓣，晒干，习惯称为"四化青皮"，又叫做"四花青皮"。

用法用量 煎服，3～9 克。

药理作用 促进胆汁分泌；双向调节胃肠功能；祛痰，平喘；抗休克；升高血压；强心等。

性味归经 苦、辛，温。归肝、胆、胃经。

功能主治 消积化滞，疏肝破气。用于疝气，胸胁胀痛，乳痈，乳核，食积腹痛。

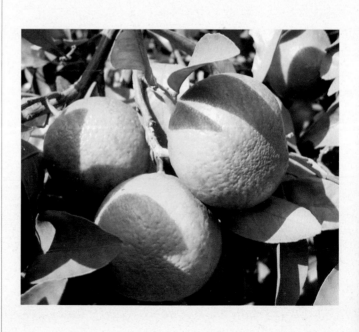

四季药膳养生

青皮麦芽饮

　　青皮30克、麦芽10克。2味洗净，加水先用大火烧开，转用小火煮5分钟，取汁。1次1杯温饮，每天3次。📢功能理气疏肝。适用于胸胁胀痛，肝气郁结，纳食不佳等症。

中医传世药方

木香顺气消食丸

　　方选源流：《金匮要略》理气方。
　　中药组成：青皮、木香、陈皮、枳壳、槟榔、苍术、厚朴、砂仁、香附各30克，甘草15克。炮制方法：上药共研为末，为丸，每服9克，温开水送下，日服2次。亦可作汤剂水煎服，用量按原方比例酌情增减。
　　功能主治：行气止痛，消食除胀，健脾化湿。适用于肝郁气滞，胸膈痞满，食积腹痛，饮食无味，苔薄白腻，脉弦细等症。

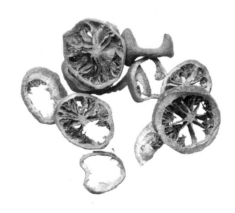

荔枝
（荔枝核）

科属 无患子科植物荔枝，其干燥成熟的种子入药。荔枝属植物全世界仅有 2 种，分布于美洲、大洋洲、非洲及亚洲。中国仅有 1 种，可入药。

地理分布 分布于我国西南和华南等地区，栽培于我国广东和福建南部、台湾。广东、广西、福建为其主产区。

采收加工 6～7 月果实成熟时采摘，吃荔枝肉（假种皮）后收集种子，洗净，晒干。

用法用量 煎服，4.5～9 克。

药理作用 降血糖。

性味归经 甘、微苦，温。归肝、肾经。

功能主治 祛寒止痛，行气散结。用于寒疝腹痛，睾丸肿痛。

【荔枝核】

◎《本草纲目》记载荔枝核：别名／荔核·荔仁·枝核·大荔核

『主治心痛，小肠气痛，以一枚煨存性，研末，新酒调服。行散滞气。治癫疝气痛，妇人血气刺痛。』

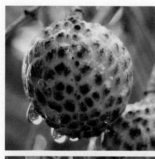

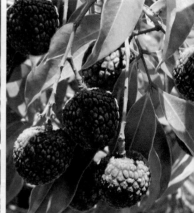

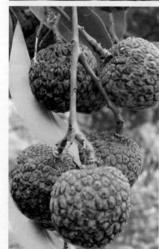

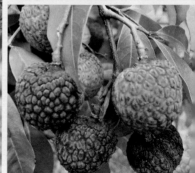

四季药膳养生

荔枝饮

荔枝肉 30 克、大枣 10 枚、冰糖 100 克。荔枝洗净，大枣洗净去核，一起放入锅内，加水适量，大火烧沸后小火煨熬 30 分钟；冰糖砸碎，加水溶化后倒入荔枝汤中搅匀，装入容器内。吃荔枝、大枣，喝汤。🔊 功能健脾理气，祛寒止痛，行气散结，生津润燥。适用于烦渴，胃脘寒痛等症。

荔枝大枣粥

荔枝 5 ～ 7 枚、粳米 50 克、大枣 5 枚，荔枝去壳带核，与大枣、粳米加水入砂锅内煎煮。以汤稠表面有粥油为度。每天 3 次，温热空腹食。🔊 功能祛寒止痛，行气散结。适用于虚咳，烦渴，头晕，喘，心悸怔忡，气短，胃脘寒痛，口臭等症。温热病者忌服。曾发低血糖休克者不宜多食。

中医传世药方

理气和胃方

方选源流：《奇方本草》理气方。

中药组成：荔枝核、小茴香、白术、茯苓、川楝子、泽泻、桂枝、猪苓、广木香、橘核各 8 克。

炮制方法：加水煎沸 15 分钟，滤出药液，再加水煎 20 分钟，去渣，两煎药液兑匀，分服。每天 1 剂。

功能主治：祛寒止痛，行气散结。适用于疝气，腹胀，腹痛等症。

本草纲目附方

脾痛

将荔枝核研为末，每次服二钱，醋送下。数服即愈。

疝气

1. 用荔枝核（炒黑）、大茴香（炒）等分，研为末。每次服一钱，温酒送下。

2. 荔枝核四十九个、陈皮（连白）九钱、硫黄四钱，共研为末，加盐水调面糊成丸，如绿豆大。遇痛时空腹酒送服九丸。不过三服见效。

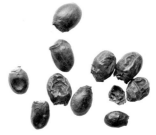

肾肿如斗

荔枝核、青橘皮、茴香等分，各炒过，研细，酒送服二钱，一天服三次。

梅

（绿萼梅）

科属　蔷薇科落叶小乔木植物梅，其干燥花蕾入药。

地理分布　全国各地均有栽培，以长江流域以南各省最多。其中白梅花主产于我国浙江、江苏，红梅花主产于我国湖北、四川。

用法用量　煎服，3～5克。

采收加工　初春花未开放的时候采摘花蕾，及时低温干燥。

性味归经　微酸、涩、平。归肝、胃、肺经。

功能主治　和中，疏肝解郁，化痰。用于梅核气，肝胃气痛。

【绿萼梅】

◎《药性纂要》记载绿萼梅："助胃中生发之气，清肝经郁结之热。"

别名／白梅花·绿梅花

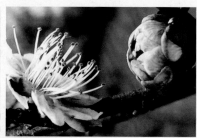

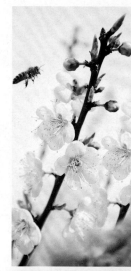

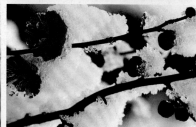

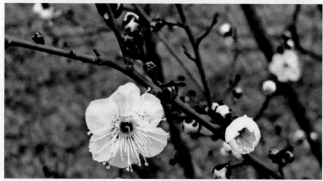

四季药膳养生

梅花汤圆

梅花15朵、白糖20克、红糖馅汤圆15个。将梅花瓣摘下洗净；锅内注入清水250毫升烧开后，放入汤圆煮熟，加梅花瓣、白糖，稍煮。功能健脾和胃，疏肝解郁。适用于食少倦怠，脾胃虚弱，腹胀泄泻等症。

梅花露

江南1月底采摘白梅，阴干，每取600克，水浸2小时，放入蒸馏器反复蒸2次，收集蒸馏液。每服10毫升，每天3次。功能除烦止渴，清热涤暑。适用于夏季预防中暑，以及小儿胎毒等症。

绿梅茶

绿萼梅、绿茶各6克。上述2味药一起用沸水冲泡。代茶多饮。功能疏肝理气。适用于两胁胀满，肝胃气痛，食纳减少，郁闷不舒等症。

中医传世药方

白梅和胃方

方选源流：《奇方本草》理气方。

中药组成：白梅花8朵、檀香粉2克。

炮制方法：檀香粉放入清水中，再加入梅花一起浸泡1小时，煎令沸，停火。分服，每天早晚各服1次。

功能主治：开胃行气，疏肝解郁。适用于脾胃虚弱，乏力，泄泻，形瘦等症。

白梅解郁方

方选源流：《奇方本草》理气方。

中药组成：梅花10朵、陈皮5克、银耳50克（干）。

炮制方法：将梅花洗净；银耳发透去蒂洗净；陈皮用清水泡软，切细丝。以水1000毫升，煎20分钟，分服，每天1剂。

功能主治：和中行气，疏肝解郁。适用于食欲不振，肝胃气痛，气郁引发头晕症等。

玫瑰
（玫瑰花）

科属　蔷薇科植物玫瑰，其干燥花蕾入药。春末夏初花将开放时分批采收，及时低温干燥。蔷薇属植物全世界约有198种，分布于欧亚大陆、北美洲、非洲北部的寒温带到亚热带地区。中国约有81种。入药用约有25种。

地理分布　全国各地均有栽培。主产于我国江苏、山东、浙江以及广东。

采收加工　5～6月盛花期前采集已充分膨大但是未开放的花蕾。小火烘干或者阴干。

用法用量　煎服，1.5～6克。

药理作用　抗病毒，促进胆汁分泌，抗肿瘤等。

性味归经　甘、微苦，温。归肝、脾经。

功能主治　活血，行气解郁，止痛。对于肝胃气痛，食少呕恶，月经不调，经前乳房胀痛，跌扑伤痛有疗效。

《玫瑰花》
◎《本草纲目》记载玫瑰花：「和血行血，理气，治风痹。」

别名／徘徊花·笔头花·湖花·刺玫瑰花·刺玫菊

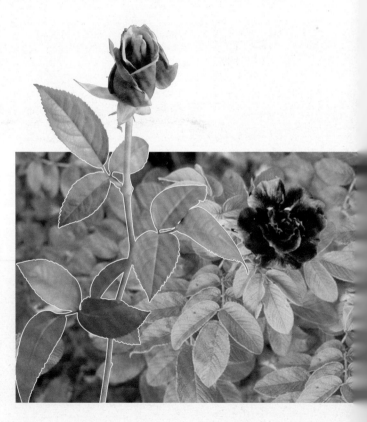

四季药膳养生

玫瑰汤圆

鲜玫瑰花3朵，橘子200克，江米粉500克，炒熟的豆沙馅100克，白糖适量。将江米粉用水和匀揉软，分成60个小剂。每个剂内包成1份豆沙馅，搓成桂圆大的汤圆，放入盘内。橘子去皮，再去橘子瓣的薄皮，切成小丁，放入大碗内，把鲜玫瑰花洗净，花瓣放入橘瓣碗内。清水烧沸，下入汤圆，待汤圆全浮在水面上时，加进白糖，用水煮沸后，盛入放橘瓣、玫瑰花的大碗。功能活血开郁，理气润肺。适用于肺阴虚症等。

玫瑰糕

玫瑰酱100克（或干玫瑰花25克），糯米粉、大米粉各250克，白糖100克。大米粉与糯米粉拌匀，糖用水化开，调入玫瑰酱（或干玫瑰花揉碎拌入），徐徐拌入粉内，迅速搅拌，使粉均匀受潮，并泛出半透明色，成糕粉。糕粉以手捏成团，放开一揿就散开为佳。糕粉筛过后放入糕模内，用大火蒸13分钟。功能理气活血开郁。适用于情志不舒，肝气郁结，胸中郁闷，胀满，腹痛等症。

 中医传世药方

玫瑰解郁方

方选源流：《奇方本草》理气方。

中药组成：玫瑰花、厚朴花、合欢花、菊花、佛手花各10克。

炮制方法：加水煎沸15分钟，滤出药液，再加水煎20分钟，去渣，两煎药液兑匀，分服，每天1剂。

功能主治：疏肝理气，行气解郁。适用于神经衰弱，因情志不遂所导致的肝气郁结，胸闷，心烦少寐等症。

玫瑰化淤方

方选源流：《奇方本草》化淤方。

中药组成：玫瑰花、砂仁（后下）、荆芥、甘草、炒枳壳各5克，党参、黄芪各12克，陈皮、土炒白术、防风各10克，茯苓皮15克，黄连1克，广木香5克。

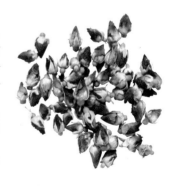

炮制方法：煎服法同上，每天1剂。

功能主治：活血化淤，止痒。适用于皮肤瘙痒。遇风遇冷痒感明显加重，皮肤有线状抓痕或针头大小的血痂。脉虚细弱，倦怠懒言等症。

木香
（木香）

科属 菊科植物木香，其干燥根入药。凤毛菊属植物全世界约有390种，分布于欧亚大陆。中国约有260种，入药用约有38种。

地理分布 原产于印度，从我国广州进口，习惯称为"广木香"。现栽培于我国云南大理、丽江，四川涪陵等地。又称为"云木香"。

采收加工 培育3年，于9月下旬至10月下旬收获。选晴天，挖掘根部，去除茎秆、泥土和叶柄，粗大者切成2～4块，50～60℃烘干。

用法用量 煎服，1.5～6克。

药理作用 促进消化液分泌，促进胃肠蠕动；松弛气管平滑肌；利胆；抑菌等。

性味归经 辛、苦，温。归脾、胃、大肠、三焦、胆经。

功能主治 健脾消食，行气止痛。用于泻痢后重，胸脘胀痛，不思饮食，食积不消。煨木香实肠止泻，用于泄泻腹痛。

【木香】

别名／蜜香・云木香・五香・五木香・南木香・广木香

◎《本草纲目》记载木香："治心腹一切气病，膀胱冷痛，呕逆反胃，霍乱泄泻，痢疾，健脾消食，安胎。"

四季药膳养生

木香黄连炖大肠

　　木香 10 克、猪大肠 35 厘米、黄连 5 克。木香、黄连研磨成粉末放入猪大肠内，两头扎紧，炖肠至烂时去药，饮汤食肠。🔊 功能健脾消食，凉血止血。适用于血热肠风下血，痢疾腹痛等症。

中医传世药方

十香返魂丹

　　方选源流：《春脚集》开窍方。

　　中药组成：木香、檀香、沉香、藿香、苏合香、公丁香、降香、乳香、诃子肉、天麻、郁金、礞石、瓜蒌仁、僵蚕、莲子心、琥珀、朱砂、香附各 60 克，麝香、安息香、牛黄各 30 克，冰片 15 克，甘草 120 克，金箔 300 张。

　　炮制方法：上药共研为末和匀，炼蜜为丸，每丸重 3 克。每服 1 丸，日服 1～2 次，温开水送服。

　　功能主治：开窍镇惊，化痰安神，行气止痛。适用于中风痰厥，牙关紧闭，不省人事，痰涎壅盛，口眼歪斜，暑湿胸痞，吐泻不得，脘腹满闷，头晕恶心，四肢冰冷；痰迷心窍，精神恍惚，昏厥等症。

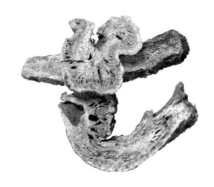

土木香

（土木香）

科属 菊科植物土木香，其干燥根入药。旋覆花属植物全世界约有98种，分布于亚洲、非洲、欧洲、俄罗斯西部、蒙古北部、北美及地中海地区。中国约有19种。入药用约有17种。

地理分布 各地均有栽培。

采收加工 秋季采挖，除去泥沙后，晒干。

用法用量 内服；煎服，3～9克；或入丸、散。

药理作用 抗菌，驱虫等。

性味归经 辛、苦，温。归肝、脾经。

功能主治 调气解郁，健脾和胃，止痛安胎。用于胸胁及脘腹胀痛，胸胁挫伤，呕吐泻痢，胎动不安，岔气作痛。

《土木香》

别名／马兜铃根·土青木香·兜铃根·云南根·痧药·野木香根·水木香根·白青木香

◎《本草纲目》记载青木香：「主治鬼疰积聚，诸毒热肿，蛇毒。水磨为泥封之，日三四次，立瘥。水煮一二两，取汁服，吐蛊毒。又捣末水调，涂丁肿，大效。治血气。利大肠。治头风，瘙痒，秃疮。」

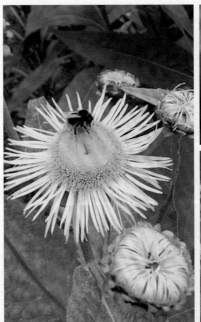

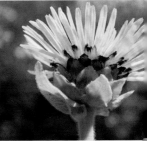

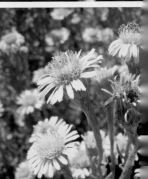

四季药膳养生

五味沙棘散

土木香6克，沙棘6克，白葡萄6克，甘草3克，栀子（或余甘子）2克。以上5味，除白葡萄外，其余4味粉碎成粗粉，加入白葡萄，再粉碎成细粉，过筛混匀。成人1次2克，每天2次，温开水送服。功能清热，化痰，止咳。适用于肺热痰多，久咳喘促，慢性支气管炎，胸胁及脘腹胀痛等症。

四味土木香汤

土木香、苦参、悬钩木各2克，山柰1克。以上4味，粉碎成粗粉，过筛，混匀。成人1次5克，每天2次，水煎温服。功能清瘟解表，调气解郁，健脾和胃。适用于温病、瘟疫初期的未成熟热，发冷发烧，血热头痛，咽喉肿痛，胸胁刺痛等症。

中医传世药方

木香清热理气方

方选源流：《奇方本草》理气方。

中药组成：土木香、山柰各10克，苦参20克，杆达嘎日、川楝子、栀子各15克，诃子5克。

炮制方法：以上7味，分别挑选，除土木香、山柰外，其余5味加二倍量的蒸馏水渗漏提取4次，合并提取溶液，过滤，浓缩至膏状；另将土木香、山柰粉碎成细粉，过筛，加入上述浓缩膏中，充分搅匀，在60℃烘干，压成粗粉，过筛，得粗颗粒，压至0.25克大小片，包糖衣。口服，1次4片，每天3次。

功能主治：清热解毒，调气解郁，健脾和胃。适用于咽喉肿痛，瘟病初起，感冒高热等症。

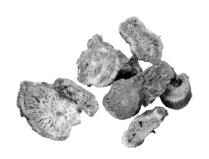

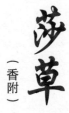

莎草

（香附）

科属 莎草科植物莎草，其干燥茎入药。

地理分布 野生于耕地、山坡草地、路旁水边的潮湿处。分布于我国中南、华东、西南以及河北、辽宁、陕西、山西、甘肃等地。主产于我国山东、浙江、福建、河南、湖南等地。

采收加工 春秋季采挖根茎，用火燎去须根，晒干。或者沸水略煮或者蒸透后晒干。

用法用量 煎服，6～9克。

药理作用 促进胆汁分泌；抑制回肠平滑肌；松弛子宫平滑肌；有雌激素样作用；催眠；解热；强心；抗病原微生物；抗炎等。

性味归经 辛、微苦、微甘，平。归肝、脾、三焦经。

功能主治 调经止痛，行气解郁。用于肝郁气滞，胸、胁、脘胀痛，胸脘痞闷，消化不良，乳房胀痛，寒疝腹痛，经闭痛经，月经不调。

【**香附**】

别名／雀头香・莎草根・香附子・三棱草根・苦羌头

◎《本草纲目》记载香附：『散时气寒疫，利三焦，解六郁，消饮食积聚，痰饮痞满，浮肿，腹胀，脚气，止心腹，肢体、头、目、齿、耳诸痛，痈疽疮疡，吐血，下血，尿血，妇人崩漏带下，月候不调，胎前产后百病。』

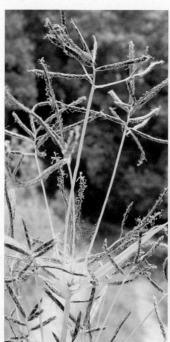

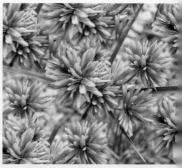

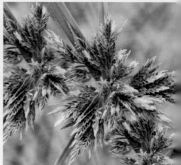

四季药膳养生

香附子粥

香附子 8 克、芡实 18 克、益母草 12 克、大米 60 克。前 3 味用纱布袋包好，煎汤去渣，入大米煮粥，每天 1 次。功能调经止痛，行气解郁。适用于肝经郁热所导致的乳汁自出等症。

香附子酒

制香附子 30 克、白酒 500 克。香附子浸酒中 7 天。每服 20 毫升，每天 4 次。功能疏肝理气，行气解郁，温经止痛。适用于肝胁痛等症。

香附川芎茶

香附子、茶叶、川芎各 5 克。上药一起制成粗末，沸水冲泡。代茶多饮。功能舒肝解郁。适用于肝气郁滞所导致的慢性头痛等症。

中医传世药方

理气疏肝散

方选源流：《医林改错》理气方。

中药组成：香附 30 克、柴胡 30 克、川芎 15 克。

炮制方法：上药共研为细末，每服 9 克，开水送服，早晚各服 1 次。亦可用饮片作汤剂水煎服，用量按原方比例酌情增减。

功能主治：疏肝活血，开郁通窍，理气止痛。适用于耳聋耳鸣，胸胁疼痛等症。

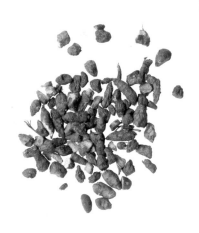

 本草纲目附方

一切气病（胸腹胀满、恶心、气逆、泛酸、烦闷等）

香附子一斤、缩砂仁八两、炙甘草四两，共研为末，盐开水送服。或研成粗末煎服。

气郁头痛

香附（炒）四两、川芎二两，共研为末。每次服二钱，茶汤调下。常服可防头痛，又可明目。

肝虚目痛（冷泪，羞明）

香附子一两、夏枯草半两，共研为末。每次服一钱，茶汤送下。

（柿蒂）柿

科属　柿树科植物柿，其干燥宿萼入药。

地理分布　我国河北、辽宁、山西、河南、甘肃、陕西、江苏、山东、浙江、安徽、福建、江西、广东、海南、台湾、湖北、湖南、广西等地均有分布。主产于河南、山东。

采收加工　秋冬季收集成熟柿子的果蒂（带宿存花萼），去柄，晒干后使用。

用法用量　煎服，4.5～9克。

药理作用　抗心律失常，镇静等。

性味归经　苦、涩，平。归胃经。

功能主治　降逆下气。用于呃逆。

◎《本草纲目》记载柿蒂：『咳逆哕气，煮汁服。』

【柿蒂】别名／柿钱·柿丁·柿子把·柿萼

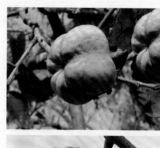

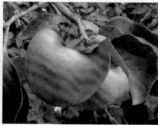

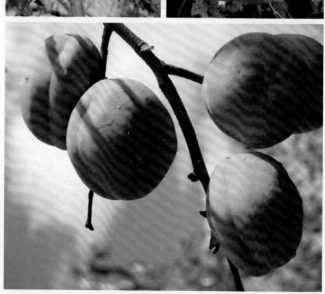

四季药膳养生

柿蒂茶

柿蒂8枚、冰糖6克。一起放入茶杯，沸水冲泡。代茶饮。功能平喘止咳，降逆下气。适用于咳嗽，慢性支气管炎，气逆等症。

柿霜糖

柿霜50克、植物油适量、白糖400克。白糖、柿霜一齐放入锅内，加清水适量，烧沸后小火煮熬至挑起糖液呈丝状时，倒入涂有植物油的搪瓷盘内，摊平，稍冷后划成大小适当的糖块。每次服用3块，每天3次。功能化痰止咳，清热润燥，降逆下气。适用于肺热燥咳，咽干喉痛，口舌生疮等症。

乌柿

火烤干的柿子。适用于杀虫，金疮和烧伤感染，狗啮疮，断下痢等症。

柿子木皮

晒焙后研成末，吃饭时服二钱。适用于便血等症。

中医传世药方

丁香柿蒂理气汤

方选源流：《症因脉治》理气方。

中药组成：柿蒂9克，丁香、生姜各6克，人参3克。

炮制方法：水煎服。

功能主治：温中理气，降逆止呃。适用于胃虚胃寒，呃逆不已，胸痞脉迟者。

柿蒂苏叶黄连汤

方选源流：《中医治法与方剂》理气方。

中药组成：柿蒂、竹茹、枇杷叶、茯苓、半夏各9克，黄连2克，苏叶3克。

炮制方法：水煎服，频频冷服。

功能主治：清热止呕，降气止呃。适用于肺胃不和，呕吐呃逆，发热，舌红苔黄等症。

本草纲目附方

烘柿

将青绿的柿放在器具中让它自然变红、变熟，像火烘出来的一样，而且涩味尽去，味甜如蜜。主治通耳鼻气，治肠胃不足，解酒毒，压胃间热，止口干。

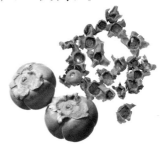

白柿、柿霜

白柿，即干柿长霜。去皮捏扁，日晒夜露至干，放入瓮中，等到生白霜时取出。现在人们叫柿饼，也称柿脯，又叫柿花。霜叫柿霜。主治补虚劳不足，消腹中淤血，涩中厚肠，健脾胃气。能化痰止渴，治吐血，润心肺，治疗慢性肺疾引起的心热咳嗽，润声喉，杀虫，温补。常吃可去面斑。治反胃咯血，痔漏出血。

酸橙
（枳实）

科属 芸香科植物酸橙，其栽培变种或者甜橙的干燥幼果入药。

地理分布 1. 酸橙 栽培于我国长江流域以及流域以南各地区。主产于我国湖南沅江、四川江津、江西新干。

2. 甜橙 我国长江以南均有栽培。主产于我国贵州、四川。

采收加工 于5～6月间采摘幼果或者待其自然脱落后拾其幼果，大者横切成两半。晒干。

用法用量 煎服，3～9克。

药理作用 双向调节胃肠平滑肌；抗炎；强心；抗病毒，抗菌；抗氧化；抗变态反应等。

性味归经 苦、辛、酸，温。归脾、胃经。

功能主治 化痰散痞，破气消积。用于痞满胀痛，积滞内停，大便不通，泻痢后重，结胸，痰滞气阻胸痹；脱肛，胃下垂，子宫脱垂。

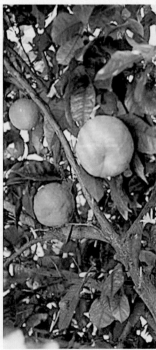

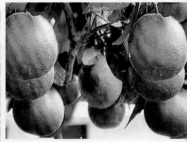

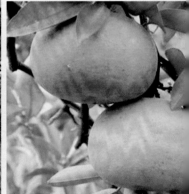

四季药膳养生

枳壳升麻浆

炒枳壳 60 克、黄芪 30 克、升麻 15 克、红糖 100 克。炒枳壳、黄芪、升麻加水 800 毫升煎汤，煮取 500 毫升，加红糖。每次服 20 毫升，每天 3 次。功能补气升阳。适用于气虚下陷的阴挺，阴道有物脱出，腰酸腹坠等症。多用于产后子宫脱垂。阴虚火旺以及肝阳上亢者不宜服用。

枳壳砂仁炖猪肚

炒枳壳 12 克、砂仁 5 克、猪肚 1 个。枳壳、砂仁装入洗净的猪肚内，扎好后加水炖熟，食肉饮汤。功能健脾补中，行气开胃。适用于脘腹胀满，脾胃气虚，气短消瘦，疲乏无力等症。也可用于胃下垂及脱肛。

枳壳茶

枳壳（麸炒）60 克。将枳壳炒后为末，点汤代茶饮用。功能舒肝解郁。适用于痞满胀痛，因气郁引起的目昏暗等症。

 中医传世药方

枳实薤白桂枝汤

方选源流：《金匮要略》理气方。
中药组成：枳实、厚朴、瓜蒌各 12 克，薤白 9 克，桂枝 6 克。
炮制方法：水煎服。
功能主治：通阳散结，祛痰下气。适用于胸痹，胸满疼痛，咳嗽痰多，喘息气短，胸膈胀满，舌苔白腻，脉沉弦或紧等症。

 本草纲目附方

大便不通

枳实、皂荚等分，研末，制饭丸，米汤送服。

辛胸痹痛

枳实捣末。汤服方寸匕，每日三次、夜一次。

产后腹痛

枳实（麸炒）、芍药（酒炒）各二钱，水一盏煎服。亦可研末服。

妇人阴肿、坚痛

枳实半斤碎炒，棉裹熨。

小儿头疮

枳实烧成灰，猪油调涂。

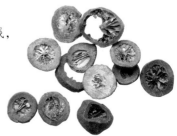

檀香

（檀香）

《檀香》

别名／白檀·檀香木·真檀

◎《本草纲目》记载檀香：「治噎膈吐食。又面生黑子，每夜以浆水洗拭令赤，磨汁涂之，甚良。」

科属 檀香科植物檀香，其树干的心材入药。檀香属植物全世界约有 19 种，分布于印度半岛、中南半岛和太平洋岛屿。中国约有 2 种，仅檀香可入药。

地理分布 栽培植物。分布于印度尼西亚、澳大利亚和南亚等地，我国广东、台湾、云南、海南有引进。印度尼西亚、印度为其主产国。

采收加工 原产地植后 30～40 年采伐，锯成段，砍去色淡的边材，心材干燥入药。

用法用量 煎服，2～5 克，宜后下。

药理作用 抗菌等。

性味归经 辛，温。归脾、胃、心肺经。

功能主治 开胃止痛，行气温中。用于胸痛，寒凝气滞，腹痛，胃痛食少；心绞痛，冠心病。

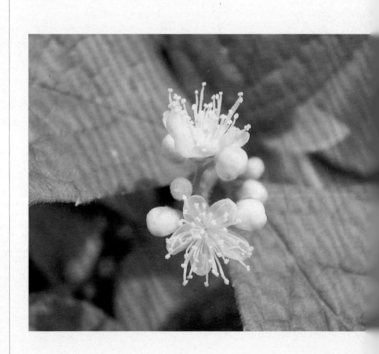

四季药膳养生

梅花汤饼

　　檀香粉适量、白梅花 8 朵、面粉 150 克、鸡汤 300 毫升、盐少许。将梅花洗净，檀香粉放入清水中，再加入梅花同浸 1 小时，用此水和面擀成薄饼，用刀切成梅花状，放入鸡汤中煮熟食用。随量服用。功能补气健脾。适用于脾胃虚弱、胃纳不佳、泄泻、乏力等症。

中医传世药方

匀气理气散

　　方选源流：《金匮要略》理气方。

　　中药组成：檀香、木香、丁香、藿香叶、白豆蔻各 60 克，砂仁 120 克，甘草 240 克。

　　炮制方法：上药共研为细末，每服 6～9 克，日服 2～3 次。亦可作汤剂水煎服，用量按原方比例酌减。

　　功能主治：行气消胀，温中降逆。适用于脾胃寒凝气滞，胃痛食少，胸膈痞闷，脘腹胀痛；恶心呕吐，噎塞不顺，苔薄白腻，脉弦等症。

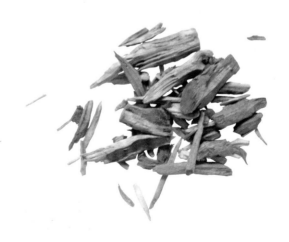

乌药

（乌药）

科属 樟科植物乌药，其干燥块根入药。山胡椒属植物全世界约有 95 种，分布于亚洲和北美洲的温带及热带地区。中国约有 39 种，入药用约有 13 种。

地理分布 林缘、向阳山坡灌木丛中以及山麓、旷野等地多有野生。分布于我国安徽、陕西、江西、浙江、台湾、福建、湖南、湖北、广西、广东、四川等地。主产于浙江、湖南、安徽、广东、广西。

采收加工 冬春季采挖根，除去细根，洗净晒干，称"乌药个"。趁鲜刮去棕色外皮，切片干燥，称"乌药片"。

用法用量 煎服，3～9 克。

药理作用 抗单纯疱疹病毒；双向调节胃肠平滑肌功能；止血；抗组胺等。

性味归经 辛，温。归肺、脾、肾、膀胱经。

功能主治 温肾散寒，行气止痛。对于胸腹胀痛，膀胱虚冷，气逆喘急，疝气，遗尿，尿频，痛经均有疗效。

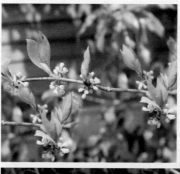
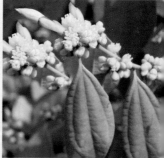
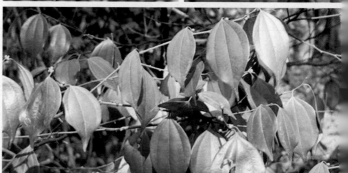

四季药膳养生

乌药根酒

　　土乌药（矮樟树根）适量。用布揩净，瓷片刮屑，收于瓷器内，以1次量酒浸1夜。温服，1次服完。可入麝香少量。功能温肾散寒，行气止痛。适用于脚气等症。孕妇禁服。

甘露茶

　　乌药、姜炙川朴、炒山楂、麸炒枳壳各22克，橘皮120克，炒谷芽30克，麸炒六神曲45克，茶叶90克。先将橘皮用盐水浸润炒干，碾为粗末，和匀过筛，分装，每袋8克。每次1袋，加鲜姜1片，开水泡代茶饮。功能理气消积，温肾散寒，行气止痛。适用于食积停滞引起的脘腹胀闷，不思饮食及水土不服等症。忌生冷、油腻的食物。

 中医传世药方

乌药理气汤

　　方选源流：《兰室秘藏》理气方。
　　中药组成：乌药9克，当归、香附各6克，木香4.5克，甘草3克。
　　炮制方法：水煎服。
　　功能主治：行气止痛，调经养血。适用于气滞血淤，血行不畅，经期小腹胀痛，胸胁乳房胀痛，月经后期，量少色暗红，有血块，精神抑郁，苔白脉弦涩等症。

本草纲目附方

补五脏，调中壮阳，暖腰膝，去邪气，冷风麻痹，攻冲背脊，俯仰不利，风水毒肿，吐泻转筋，中恶心腹痛，鬼气疰忤，天行瘟疫，妇人血气痛

　　用天台乌药一百两，沉香五十两，人参三两，甘草四两，研末。每服半钱，空心姜盐汤点服。

小儿慢惊（昏沉或抽搐）

　　乌药磨水，灌之。

气厥头痛

　　天台乌药、川芎等分，为末。每服二钱，腊茶清调下。产后，铁锤烧红淬酒调下。

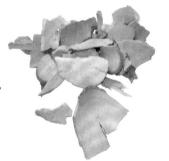

柚（化橘红）

科属 芸香科植物柚或化州柚，其未成熟或近成熟的干燥外层果皮入药。前者习惯称为"毛橘红"，后者习惯称为"光橘红"、"光七爪"、"光五爪"。柑橘属植物全世界约有 19 种，分布于世界热带、亚热带地区及亚洲东南部。中国约有 14 种，均可入药。

地理分布 1. 柚　栽培于低山地带及丘陵。种植于我国浙江、江西、台湾、福建、湖南、湖北、广西、广东、贵州、四川、云南等地。主产于重庆、四川江津。

2. 化州柚　栽培于我国广东化州、徐闻、遂溪，广西廉州、南宁及博白等地。主产于广东茂名。

采收加工 10～11 月果实近成熟的时候采收，放于沸水中略烫后，将果皮剥成 5～7 瓣，除去果瓤和部分中果皮，压制成型，晒干或者阴干。

用法用量 煎服，3～6 克。

药理作用 镇静；镇咳，祛痰；抗病原微生物等。

性味归经 辛、苦，温。归肺、脾经。

功能主治 燥湿，散寒，消痰，理气。用于风寒咳嗽，喉痒痰多，呕恶痞闷，食积伤酒。

【化橘红】别名／化皮·化州橘红·橘红·兴化红·毛柑·毛化红·赖橘红
◎《本草纲目》记载化橘红："主治下气，宜食，不入药。消食快膈，散愤懑之气，化痰。"

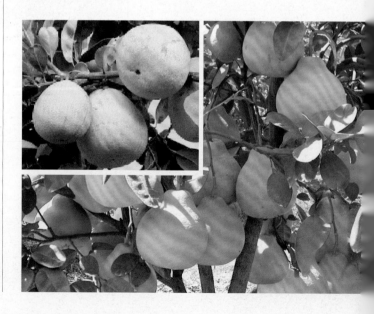

四季药膳养生

橘红茶

　　橘红 10 克、生姜 5 片、白茯苓 15 克。一起煎取汁，去渣。代茶饮。
 功能理气，宽胸，消积。适用于风寒咳嗽，声重浊，痰色白稠，或
者食少纳呆，胸闷脘痞等症。

橘红糕

　　橘红粉 20 克、米粉 500 克、白糖 200 克。橘红粉与糖拌匀，作馅。
米粉润湿后，上笼蒸 15 分钟，取出冷却，摊在洁布上，压平，撒上馅，
上面撒一层米粉糕，压实，切成小块。早晚餐食用。功能止咳化痰，
理气消食。适用于消化不良，食欲不振，咳嗽痰多等症。

橘皮饮

　　橘皮、杏仁、老丝瓜各 10 克，白糖适量。杏仁温水泡后去皮尖，
丝瓜、橘皮洗净，加水一起煮 15 分钟，去渣留汁，加糖搅化。代茶饮。
适用于痰湿咳嗽，食积伤酒，理气祛痰等症。

 中医传世药方

二陈化湿汤

　　方选源流：《太平惠民和剂局方》祛湿方。
　　中药组成：橘红、半夏、白茯苓各 9 克，炙甘草 5 克，生姜 3 克，
乌梅 1 个。
　　炮制方法：水煎服。
　　功能主治：燥湿化痰，理气和中。适用于湿痰咳嗽，喉痒痰多，
呕恶痞闷，肢体困倦，头昏心悸，舌苔白润，脉滑等症。

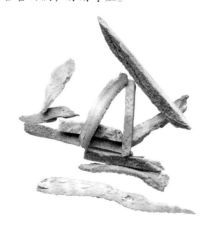 **本草纲目附方**

*风痰麻木（十指麻木，因湿痰
淤血所致）*

　　橘红一斤，水五碗，煮烂
去渣，再煮至一碗，一次服下
取吐。此药是涌吐痰的圣药。
如服后不吐，可加瓜蒂末。

平肝熄风药

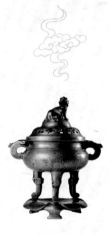

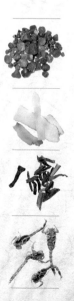

【概念】

在中医药理论中，平肝熄风药是指具有平肝潜阳、熄风止痉的功效，主治肝阳上亢或肝风内动病症的药物。

【功效】

平肝熄风药都属肝经，为昆虫、介类等动物药及矿石类药物，有熄风止痉、平肝潜阳的功效。部分药物以其质重、性寒沉降的特性，同时具有镇静安神、解毒生肌、清肝明目、降逆、凉血等作用。

【药理作用】

中医科学研究表明、平肝熄风药主要具有抗惊厥、镇静、镇痛、降压、解热的作用。

【适用范围】

平肝熄风药主要用于治疗肝风内动、肝阳上亢证。部分药物又可用治呕吐、心神不宁、呃逆、喘息、血热出血、目赤肿痛等。某些熄风止痉药物，同时具有祛风通络的功效，又可治疗风中经络的口眼㖞斜、痹症疼痛、痉挛、麻木等。

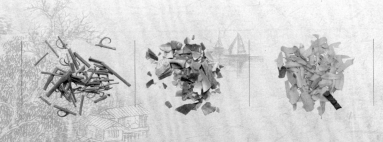

【药物分类】

平肝熄风药可分为平抑肝阳（平肝潜阳）药和熄风止痉药两类。

平肝潜阳药多为质重的介类或矿石类药物，平抑肝阳，主要用于肝阳上亢的头目眩晕、头痛、耳鸣和肝火上攻的口苦、面红、烦躁易怒、目赤肿痛、头痛头晕、视物昏花、青盲雀目等。中医验方、奇方、偏方常用的平肝潜阳药有石决明、珍珠母、紫贝齿、牡蛎、赭石、罗布麻、稆豆衣、萝芙木、蒺藜等。

熄风止痉药主要用于温热病、热极动风、血虚生风、肝阳化风等导致的眩晕欲仆、痉挛抽搐、项强肢颤等，以及风阳夹痰、痰热上扰的癫痫、惊悸失眠、目生云翳、疮疡不敛、惊风抽搐，肢体麻木、半身不遂、妊娠子痫、高血压、咽喉肿痛、高热、口舌生疮、风毒侵袭、风湿痹痛、瘰疬、引动内风之破伤风等。牛黄、羚羊角、玳瑁、珍珠、钩藤、全蝎、天麻、僵蚕、地龙、蜈蚣等为临床上常用的熄风止痉药。

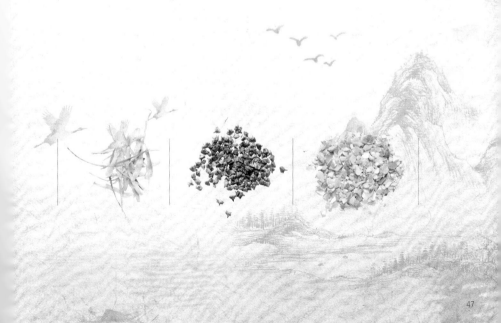

长牡蛎

（牡蛎）

《牡蛎》

别名／砺蛤・牡蛤・蛎房・海蛎子壳・海蛎子皮・蚝皮・蚝

◎《本草纲目》记载牡蛎：「化痰软坚，清热除湿，止心脾气痛，痢下，赤白浊，消疝瘕积块，瘰疬结核。伏硇砂。」

科属 牡蛎科动物长牡蛎、大连湾牡蛎、近江牡蛎，其贝壳入药。

地理分布 1. 长牡蛎 栖息于潮间带至低潮线以下10米多深的泥滩以及泥沙质海底，通常在正常海水中生活的个体小，在盐度较低海水中生活的个体大。我国沿海都有分布，为河口及内湾养殖的优良品种。

2. 大连湾牡蛎 分布于我国北方沿海。栖息于潮间带的蓄水处及低潮线以下20米左右的岩礁上，适盐度高。

3. 近江牡蛎 生活于低潮线附近到水深7米左右的江河入海近处，适盐度为10‰～25‰。我国沿海都有分布。我国山东、福建、广东沿海都已人工养殖。

采收加工 全年都可采收，去肉，洗净，晒干后使用。

用法用量 煎服，9～30克。

药理作用 抗溃疡；镇静；增强免疫力等。

性味归经 咸，微寒。归肝、胆、肾经。

功能主治 潜阳补阴，重镇安神，软坚散结。用于惊悸失眠，瘰疬痰核，眩晕耳鸣，癥瘕痞块。煅牡蛎收敛固涩，用于遗精崩带，自汗，胃痛吞酸。

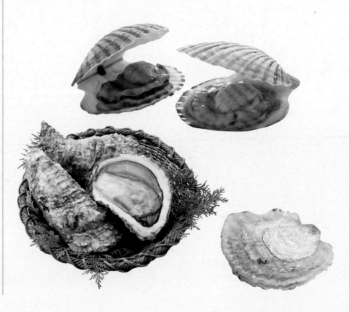

四季药膳养生

牡蛎白术苦参煮猪肚

煅牡蛎、白术各28克，苦参15克，猪肚1个。前3味装入纱布袋，扎口；猪肚洗净，和药加水同煮，熟后去药，放入食盐调味。饮汤食肉。
🔊 功能健脾补虚，涩精。适用于乏力，脾虚食少，或梦遗早泄，小便频数等症。

牡蛎知母莲子汤

生牡蛎20克，莲子30克，知母、白糖各6克。生牡蛎水煎半小时，取汁；莲子洗净，用热水半碗浸泡1小时，连同浸液一起倒入砂锅内，加牡蛎药汁，用小火慢炖1小时，加白糖，再炖1小时，到莲子酥烂食用。
🔊 功能潜阳固精，健脾安神。适用于血压偏高者，相火旺的梦遗等症。

中医传世药方

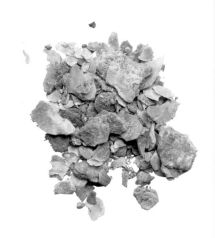

桂枝甘草龙骨牡蛎汤

方选源流：《伤寒论》安神方。

中药组成：牡蛎、龙骨各30克，桂枝、炙甘草各9克。

炮制方法：水煎服。

功能主治：温通心阳，镇惊安神，止汗。适用于心阳内伤，烦躁，多汗，肢冷，冲气上逆，心悸怔忡，舌淡，脉弱或结代等症。

本草纲目附方

气虚盗汗

牡蛎粉、杜仲等分，研为末。每次服一匙，酒送下。

梦遗便溏

牡蛎粉，加醋做成丸，如梧子大。每次服三十丸，米汤送下。日服两次。

瘰疬

1.将牡蛎煅后研为末，取四两，加玄参末三两，和面糊做成丸如梧子大。每次服三十丸，酒送下。日服三次，服尽病可除根。

2.瘰头病不拘已破未破，用牡蛎四两、甘草一两为末。每次服一钱，饭后以茶汤调下。其效极验。

大豆

（稆豆衣）

科属　豆科植物大豆，其黑色种皮入药。

地理分布　全国各地均有栽培。

采收加工　将黑大豆用清水浸泡，等到发芽后，搓下种皮晒干。

用法用量　煎服，6 ～ 10 克。

药理作用　解热；抗肝损伤；降低血管通透性等。

性味归经　甘，平。归肝、肾经。

功能主治　滋阴止汗，养血平肝，祛风解毒。用于眩晕，头痛，盗汗，烦热，痈疮，风痹。

《稆豆衣》

别名／黑大豆皮·黑豆皮·黑豆衣·大豆

◎《本草纲目》记载稆豆衣：「生用，疗痘疮目翳。嚼烂，敷小儿尿灰疮。」

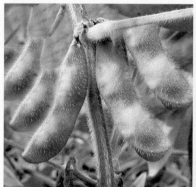

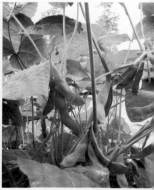

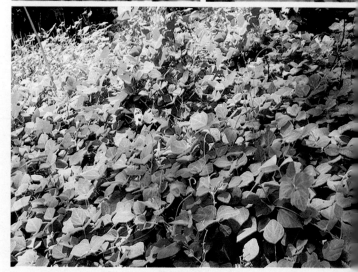

四季药膳养生

稆豆酒

　　稆豆 30 克、白糖 1 匙、红枣 10 个。红枣温水浸泡片刻，洗净备用。稆豆（黑小豆）除去杂质，洗净。二者共同倒入小钢精锅内，加冷水一碗半。小火煎半小时，约剩汁一大碗时，滤出汁，弃渣。将汁、黑豆倒入小砂锅内，小火慢炖 1 小时，至黑豆酥烂，加白糖再炖片刻，离火。每天 2 次，当点心吃。功能养阴，补肾益肝，活血化淤，滋阴止汗，养血平肝。适用于夜卧不宁、盗汗等症。

中医传世药方

黑豆大枣养血方

　　方选源流：《奇方本草》安神方。

　　中药组成：黑豆、大枣各 50 克，龙眼肉 15 克。

　　炮制方法：水 3 碗同煎至 1 碗，早晚 2 次服用。

　　功能主治：滋阴养血，止汗。适用于血虚心悸，阴虚盗汗，肾虚腰酸，须发早白等症。

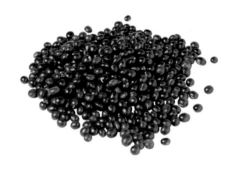

蒺藜
（蒺藜）

科属 蒺藜科植物蒺藜，其干燥成熟果实入药。蒺藜属植物全世界约有19种，分布于温带、亚热带和热带地区。中国约有2种，均可入药。

地理分布 生于田边、荒丘及田间。分布于全国各地。

采收加工 8～9月果实由绿色变成黄白色，大部分已成熟时，割取全株，晒后脱粒，再晒干。

用法用量 煎服，6～9克。

药理作用 抗动脉硬化；利尿；降血压；强心；抑制血小板聚集；降血脂；抗过敏；延缓衰老；提高免疫力；促性腺激素样作用。

性味归经 辛、苦，微温；有小毒。归肝经。

功能主治 活血祛风，平肝解郁，明目。用于胸胁胀痛，头痛眩晕，目痒，目赤翳障，乳闭乳痈，风疹瘙痒。

【蒺藜】

◎《证类本草》记载蒺藜："久服长肌肉，明目，轻身。"

别名／刺蒺藜·杜蒺藜·八角刺·陀罗刺·蒺藜狗子·吉藜

四季药膳养生

角膜炎冲剂

　　刺蒺藜50克、木贼40克、蝉蜕26克。一同研为细面，饭后冲服；每次2克，每天2次。功能生津养血，平肝明目。适用于角膜炎、目生云翳等症。

蒺藜盐水

　　蒺藜去角，生研20克，加淡浆水半碗，盐少许，温时漱口。适用于牙齿动摇等症。

中医传世药方

蒺藜明目方

　　方选源流：《奇方本草》明目方。
　　中药组成：蒺藜、石决明、望月砂、熟地黄、菊花各60克，夜明砂、龙胆草各30克。
　　炮制方法：以上各药共研磨成细末，每晚睡前温开水冲服6克。
　　功能主治：平肝明目。适用于视网膜炎，玻璃体混浊等症。

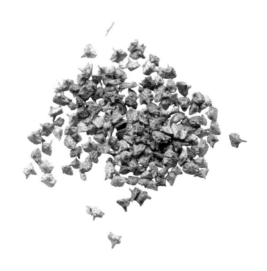

罗布麻

（罗布麻）

科属　夹竹桃科植物罗布麻，其干燥叶入药。

地理分布　生于沙漠边缘、盐碱荒地、冲积平原、河流两岸、戈壁荒滩、湖泊周围。分布于我国西北、华北以及辽宁、吉林、江苏、山东、河南、安徽等地。

采收加工　每年夏、秋季采收，晒干。

用法用量　煎服，6～12克。

药理作用　镇静；降压；强心；利尿；抑制血小板聚集；降血脂；增强机体免疫力；抗辐射；延缓衰老；抗病毒。

性味归经　甘、苦、凉。归肝经。

功能主治　清热利水，平肝安神。用于心悸失眠，肝阳眩晕，浮肿尿少；神经衰弱，高血压，肾炎浮肿。

【罗布麻】

别名／吉吉麻·红花草·野茶·茶叶花·红麻·野茶叶·红柳子

◎《陕西中草药》记载罗布麻：「清凉泻火，强心利尿，降血压。治心脏病，高血压，神经衰弱，肾炎浮肿。」

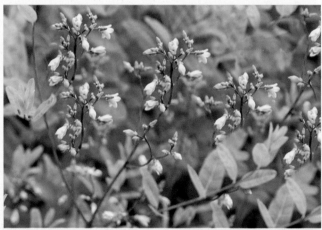

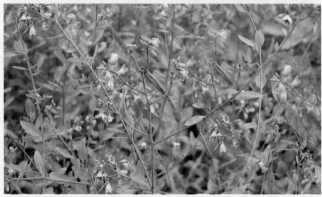

四季药膳养生

罗布麻茶饮

　　罗布麻叶 35 克、白糖适量。罗布麻叶放瓷杯中，加开水 300 毫升，盖严浸泡 30 分钟，加白糖 8 克，温饮代替茶。功能利水强心，清火降压。适用于心脏病，高血压病，肾炎水肿，神经官能症等症。

罗布麻泡茶

　　罗布麻叶 10 克。开水冲泡。代茶饮。功能清热利水，平肝安神。适用于高血压，神经衰弱，脑震荡后遗症，眩晕，失眠，心悸，水肿等症。

 中医传世药方

平肝通络方（一）

　　方选源流：《奇方本草》平肝方。

　　中药组成：罗布麻叶 6 克、山楂 15 克、五味子 5 克、冰糖适量（肥胖病人可不放糖）。

　　炮制方法：以上 4 味开水冲泡，代茶常饮。

　　功能主治：清热平肝，安神活血。适用于高血压、高血脂症等。

平肝通络方（二）

　　方选源流：《奇方本草》平肝方。

　　中药组成：罗布麻、延胡索各 6 克，甜瓜蒂 4.5 克，公丁香 3 克，木香 9 克。

　　炮制方法：上药共研为细末，每次 1.5 克，每日 2 次，开水冲服。

　　功能主治：清热利水，平肝安神。适用于慢性肝炎腹胀。

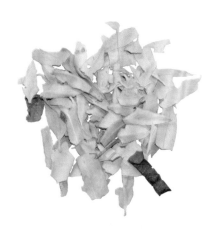

萝芙木

（萝芙木）

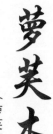

【萝芙木】

◎《广西中药志》记载萝芙木：『泻肝降火。治高血压，头痛，风热痧气。』

别名／蛇根草·羊屎果·山辣椒·山马蹄·山胡椒·萝芙藤·鱼胆木

科属 夹竹桃科植物萝芙木和云南萝芙木，其干燥根入药。

地理分布 1. 萝芙木 生于低山区丘陵地及溪边的灌木丛及小树林中。分布于我国广东、台湾、广西、海南、贵州、云南等地。

2. 云南萝芙木 分布于我国华南、西南等省区。生于海拔 900～1 000 米山地灌木丛中及山地密林阴处及溪旁湿润肥沃的地方。

采收加工 随时采挖，以 10 月份采收生物碱含量较高。将根挖出，晒干后可使用。

用法用量 煎服，10～30 克。

药理作用 镇静，降血压。

性味归经 苦，微辛，凉。归肝、心经。

功能主治 降压，清热，宁神。用于感冒发热，头痛身疼，高血压病，咽喉肿痛，失眠，眩晕。

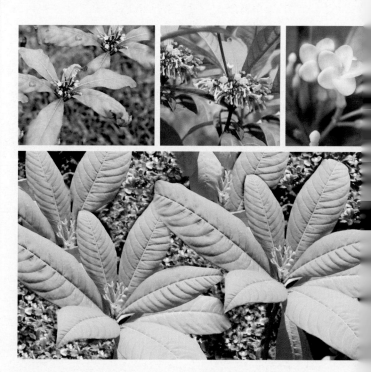

四季药膳养生

萝芙木根茶

　　萝芙木根45克、适量白糖。先洗净，后切碎，然后晒干，煎水，取汁，加糖溶解。像饮茶般多次饮用。功能降压，清热，宁神。适用于早期高血压病。能改善心跳、头痛、失眠等症。

 中医传世药方

清热平肝方

　　方选源流：《奇方本草》平肝方。
　　中药组成：萝芙木根9克、夏枯草10克。
　　炮制方法：水煎服，每天1剂，分3次服。
　　功能主治：平肝降压，清热宁神。适用于肝热上攻头目，头晕，视力模糊等症。

萝芙木止血方

　　方选源流：《奇方本草》止血方。
　　中药组成：萝芙木嫩叶适量。
　　炮制方法：捣敷患处。
　　功能主治：化淤止血。适用于痧气，刀伤出血等症。

三角帆蚌
（珍珠母）

【珍珠母】

别名／珠牡・珠母・真珠母・明珠母

◎《饮片新参》记载珍珠母：『平肝潜阳，安神魄，定惊痫，消热痞、眼翳。』

科属 蚌科动物三角帆蚌、褶纹冠蚌及珍珠贝科动物马氏珍珠贝，其贝壳入药。

地理分布 1. 三角帆蚌 生活于淡水泥底稍带沙质的河湖中。分布于我国江苏、河北、浙江、安徽等地。

2. 褶纹冠蚌 分布于全国各地。生活在湖泊、江河的泥底。

3. 马氏珍珠贝 栖息于较为平静的海湾中，岩礁、泥沙及石砾较多的海底，用足丝固着生活于岩礁及石块上，以水质较肥、潮流通畅的海区生长较好。从低潮线附近到水深 10 米左右都有生长，通常在 5 米深处较多。分布于我国广西沿海、广东，尤其以北部湾较为常见，广西合浦产量最高。

采收加工 取贝壳去肉，洗净，干燥后使用。

用法用量 煎服，10 ～ 25 克，先煎。

药理作用 抗惊厥，镇静；抗肝损伤；明目；抗溃疡；抗过敏；延缓衰老；增强免疫力。

性味归经 咸，寒。归肝、心经。

功能主治 定惊明目，平肝潜阳。用于头痛眩晕，烦躁失眠，肝虚目昏，肝热目赤。

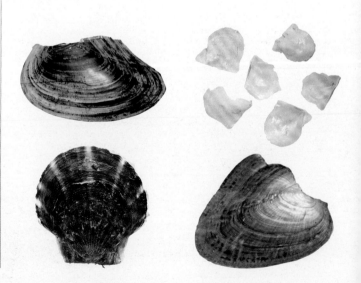

四季药膳养生

珍珠母粳米粥

　　珍珠母 100 克、粳米 50 克。珍珠母加水适量。煮约 30 分钟，去渣留汁，再用其汁同粳米煮粥。每天 1 次食用。功能定惊明目，平肝潜阳，清热解毒，止渴除烦。适用于温病，发热口渴，舌红苔黄，面目赤红等症。

珍珠粳米牡蛎粥

　　珍珠母、生牡蛎各 60 克，粳米 100 克。珍珠母、生牡蛎加水煮约 30 分钟，去渣留汁（煮水约 500 毫升），再放入粳米一起煮做粥。每天 2 次。功能滋阴潜阳，定惊明目，平肝潜阳。适用于阴虚阳亢之头痛眩晕，耳鸣耳聋，肢体麻木等症。现多用于高血压，脑血管意外所致头痛眩晕之症。虚寒者不宜服用。

 中医传世药方

珍珠母安神丸

　　方选源流：《普济本事方》安神方。

　　中药组成：珍珠母 25 克，酸枣仁、人参、柏子仁各 30 克，当归、熟地各 45 克，犀角、茯神、沉香、龙齿各 15 克。

　　炮制方法：上药共研为细末，炼为蜜丸，如梧子大，辰砂为衣，每服 9 克，日 2 次，温开水送服。

　　功能主治：滋阴养血，镇心安神。适用于阴血不足，肝阳偏亢，神志不宁，惊悸失眠，头晕目眩，脉细弦等症。

 本草纲目附方

安神

　　取珍珠末如豆大一团，以蜂蜜调服。一天服三次。

胞衣不下

　　珍珠一两，研为末，苦酒送服。

小儿中风，手足拘挛

　　珍珠末（水飞过）一两、石膏末一钱，调和匀，每取一钱，加水七分，煎取四分，渐服。一天服三次。

肝虚目暗

　　珍珠末一两、白蜜二合、鲤鱼胆二枚，和匀，煎过，滤取汁，频频点眼。

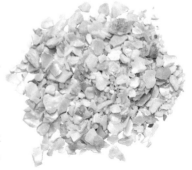

杂色鲍

（石决明）

◎《山东中草药手册》记载石决明：「镇肝，明目，治眩晕。」

鱼皮

《石决明》

别名／鲍鱼甲·千里光·海决明·鲍鱼壳·九孔石·决明·鲍

科属 鲍科动物杂色鲍、皱纹盘鲍、羊鲍和耳鲍，其贝壳入药。

地理分布 1. 杂色鲍 生活于暖海低潮线附近到10米左右深的岩礁和珊瑚礁质海底，在盐度较高、水清和藻类丛生的环境栖息较多。分布于我国浙江南部、台湾、福建、广西、广东、海南等地。为我国南方优良养殖种类之一。

2. 皱纹盘鲍 喜生活于透明度高、潮流通畅、褐藻繁茂的水域，栖息于水深3～15米处。分布于我国山东、辽宁及江苏连云港等地。为我国鲍类中个体最大，产量最多的良种。现不仅适应我国北方沿海养殖，而且已南移到福建沿海人工养殖。

3. 羊鲍 生活于潮下带岩石、藻类较多的海底及珊瑚礁。分布与耳鲍相同，但产量不多。

4. 耳鲍 生活于暖海低潮线以下的岩石、珊瑚礁及藻类丛生的海底。分布于我国西沙、海南岛、东沙群岛及台湾海峡。

采收加工 夏、秋二季捕捉，去肉，洗净，干燥后使用。

用法用量 煎服，3～15克，先煎。

药理作用 耐缺氧；抗肝损伤；扩张气管，支气管平滑肌；抑菌；调节免疫功能等。

性味归经 咸，寒。归肝经。

功能主治 具有清肝明目，平肝潜阳的功效。用于头痛眩晕，目赤翳障，视物昏花，青盲雀目。

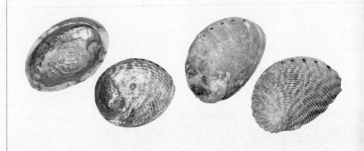

四季药膳养生

石决明粥

石决明 30 克、粳米 200 克。先以水煎石决明 30 分钟，去渣留汁，再放入粳米熬为粥。可时常服用，任意量。对高血压有平抑作用。

石决明烤猪肝

石决明火煅，研为末，加谷精草等分，共研为细末，烤猪肝蘸着吃。适用于痘后目翳等症。

 中医传世药方

偏左头痛方

方选源流：《古欢室医学篇》治风方。

中药组成：石决明、当归各 15 克，天麻、白蒺藜、石斛、炒白芍、蔓荆子各 9 克，桑叶、山萸肉各 6 克，夏枯草、玉竹各 12 克，枸杞子 20 克，川芎 3 克。

炮制方法：水煎服。

功能主治：平肝潜阳熄风，清热养阴明目，和营止痛。适用于头痛眩晕，睡卧不安，心烦易怒，面红口干，目赤翳障，苔薄黄或舌红少苔，脉弦或细数等症。

 本草纲目附方

青盲、雀目

石决明一两（烧存性）、苍术三两（去皮），共研为末。每取三钱，放入切开的猪肝中，扎定，加水煎熟，趁热熏目，待转温后，食肝饮汁。

肝虚目翳

石决明（烧成灰）、木贼（焙）等分，研为末。每取二钱，与姜、枣同水煎，连渣服下。一天服三次。

畏光

石决明、黄菊花、甘草各一钱，水煎，冷却后饮服。

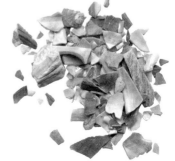

参环毛蚓

（地龙）

科属 巨蚓科动物参环毛蚓、通俗环毛蚓、威廉环毛蚓、栉盲环毛蚓，其干燥体入药。其中第一种为"广地龙"，后三种为"沪地龙"。

地理分布 1. 参环毛蚓 生活于疏松、潮湿的泥土中。分布于我国广东、广西、福建等地。

2. 通俗环毛蚓 生活于潮湿多有机物处。分布于我国浙江、江苏、上海、湖北、天津等地。

3. 威廉环毛蚓 生活于潮湿多有机物处。分布于我国浙江、江苏、上海、湖北、天津等地。

4. 栉盲环毛蚓 生活于潮湿多有机物处。分布于我国江苏南部及浙江、江西、上海等地。

采收加工 广地龙春季到秋季为捕捉的最佳时节，沪地龙夏季捕捉较好。捕捉后及时剖开腹部，除去内脏及泥沙，洗净，然后晒干或者低温干燥处理。

用法用量 煎服，4.5～9克。

药理作用 镇静；解热；平喘；抗惊厥；抗心律失常；降血压；抗凝血；抗血栓形成；抗肿瘤。

性味归经 咸，寒。归肝、脾、膀胱经。

功能主治 通络，清热定惊，利尿，平喘。用于高热神昏，关节痹痛，惊痫抽搐，肺热喘咳，肢体麻木，半身不遂，尿少水肿，高血压。

【地龙】
◎《本草纲目》记载地龙：『主伤寒，疟疾，大热狂烦，及大人、小儿小便不通，急慢惊风，历节风痛，肾脏风注，头风，鼻瘜，喉痹，秃疮，瘰疬，卵肿，脱肛，解热赤眼，木舌，喉痹，蜘蛛毒，疗蚰蜒入耳。』

别名／蚯蚓·土龙·地龙子·虫蟮·曲蟮

四季药膳养生

地龙桃花饼

　　干地龙30克，赤芍、红花、桃仁各20克，当归50克，黄芪100克，川芎10克，玉米面400克，面粉100克，适量白糖。干地龙用酒浸去除腥味，烘干研粉。赤芍、红花、黄芪、当归、川芎水煎2次，取汁；面粉、地龙粉、白糖混匀，用药汁调，制饼30个；桃仁去皮尖，打碎，稍微炒一下，均匀放于饼上，放入烘箱烤熟。功能益气活血，化淤通络。适用于中风后遗症，气虚血淤，脉络淤阻，肢体痿软无力，舌质紫暗，脉细等症。

中医传世药方

地龙息风汤

　　方选源流：《山东中医》治风方。
　　中药组成：地龙500克，马钱子（沙炒至黄，并鼓起）、红花各350克，防己、乳香、没药、骨碎补、五加皮各150克。
　　炮制方法：上药共研为细末，每次服1克，日3次。
　　功能主治：平肝熄风，活血通络。适用于风湿性关节炎，类风湿性关节炎，关节痹痛等症。

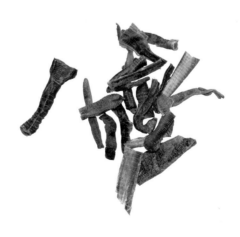

玳瑁

（玳瑁）

科属 海龟科动物玳瑁，其背甲入药。

地理分布 栖息于亚热带和热带海洋中。分布于我国山东、浙江、江苏、台湾、福建、广西、广东以及海南岛、西沙群岛等地。

采收加工 将捕获的活玳瑁倒置并且高高挂起，然后用沸醋泼，使它的背部鳞片剥落，去除残肉，洗净。

用法用量 每次3～6克，入丸散；亦可磨汁冲服。

药理作用 降血压；镇静；解热。

性味归经 甘、咸，寒。入心、肝经。

功能主治 熄风定惊，镇心平肝，清热解毒。用于神昏痉厥，眩晕，中风惊痫，疔疮肿毒，痘毒，瘟毒发斑。

《玳瑁》

◎《本草纲目》记载玳瑁："解痘毒，镇心神，急惊客忤，伤寒热结，狂言。"

别名／明玳瑁·文甲

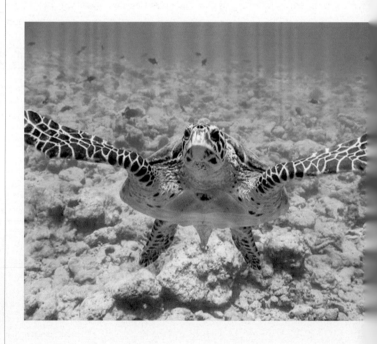

四季药膳养生

玳瑁肉汤

　　玳瑁肉约 500 克。清炖，佐餐吃肉喝汤。🔊 功能熄风定惊，镇心平肝，清热解毒，通行血脉。适用于各种风毒，心惊失眠，痰热咳嗽，月经不调，二便不利等症。

 中医传世药方

玳瑁羚羊知母汤

　　方选源流：《奇方本草》平肝熄风方。

　　中药组成：玳瑁 10 克，生石膏 120 克，生地黄 30 克，玄参 20 克，知母、栀子、黄芩、连翘、竹叶、黄连、牡丹皮、赤芍药各 15 克，羚羊角 5 克。

　　炮制方法：加水煎沸 15 分钟，滤出药液，再加水煎 20 分钟，去渣，两煎药液调兑均匀，分服，每天 1 剂。同时服用安宫牛黄丸 1 粒，每天 2 次。

　　功能主治：熄风定惊，镇心平肝，清热解毒。适用于登革热，高热不退，神昏，发斑，衄血等症。

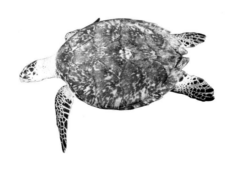

东亚钳蝎

（全蝎）

科属 钳蝎科动物东亚钳蝎，其干燥体入药。

地理分布 喜栖于石底及石缝的潮湿阴暗处，主要分布于我国河北、辽宁、山东、河南、湖北、安徽等地。

采收加工 春末至秋初捕捉，除去泥沙，放置沸水或沸盐水中，煮到全身僵硬后，捞出，放于通风处阴干。

用法用量 煎服，3～6克。

药理作用 抗惊厥；镇痛；抑制血栓形成及抗凝；抑菌；抗肿瘤；抑制猪囊尾蚴活性。

性味归经 辛，平；有毒。归肝经。

功能主治 攻毒散结，熄风镇痉，通络止痛。用于小儿惊风，中风半身不遂，抽搐痉挛，口眼㖞斜，偏正头痛，风湿痹痛，瘰疬，疮疡。

《全蝎》

◎《本草纲目》记载全蝎：『主治小儿惊痫风搐，大人痎疟，耳聋，疝气，诸风疮，女人带下，阴脱。』

别名／全虫·茯背虫·蝎子

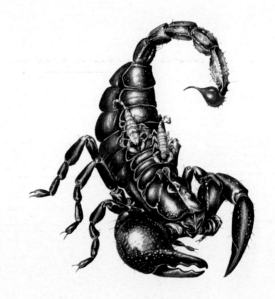

四季药膳养生

全蝎酒

全蝎、白附子、僵蚕各30克，65度高粱酒250毫升。上药碎细，用酒浸于瓶中，4夜后饮用。每次饮用10毫升。◄》 功能攻毒散结，熄风镇痉。适用于口眼㖞斜，中风，口目瞤动等症。

 中医传世药方

牵正熄风通络散

方选源流：《杨氏家藏方》治风方

中药组成：全蝎、僵蚕、白附子各等分。

炮制方法：上药共研细末。每服3克，日服2次，热酒送服。也可改作汤剂水煎服，用量按原方酌情增减。

功能主治：祛风通络，化痰止痉。适用于中风半身不遂，抽搐痉挛，口眼㖞斜等症。

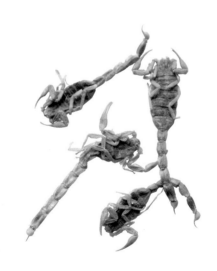

钩藤
（钩藤）

科属 茜草科木质藤本植物钩藤、大叶钩藤、华钩藤、毛钩藤及无柄果钩藤，其干燥带钩茎枝入药。钩藤属植物全世界约有33种，分布于澳大利亚、亚洲热带地区及美洲和非洲。中国约有10种。入药用约有5种。

地理分布 1. 钩藤 分布于我国陕西、江西、福建、安徽、浙江、湖北、湖南、广东、四川、广西、云南、贵州等地。生于山谷溪边的疏林中。

2. 大叶钩藤 分布于我国广西、广东、云南等地。生于山地次生林中。

3. 华钩藤 分布于我国湖北、湖南、四川、广西、云南、贵州等地。生于山地疏林中。

4. 毛钩藤 主产于我国福建、广东、广西、台湾等地。

5. 无柄果钩藤 主产于我国广西、广东、云南等地。

采收加工 秋、冬二季采收，去除枝叶，切成段，晒干后使用。

用法用量 煎服，3～12克，入煎剂宜后下。

药理作用 镇静；降血压；抑制血小板聚集；抗惊厥；抗血栓形成；降血脂；平喘；抗肝损伤。

性味归经 甘，凉。归肝、心包经。

功能主治 熄风定惊，清热平肝。用于感冒夹惊，头痛眩晕，妊娠子痫，惊痫抽搐；高血压病。

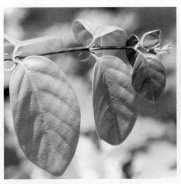
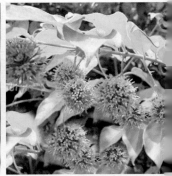

四季药膳养生

钩藤茶

　　钩藤50克。每天2次，用沸水冲泡。代茶慢慢饮用。功能熄风定惊。适用于早期高血压病。

钩藤乳

　　钩藤8克、乳汁95毫升。钩藤水煎15分钟，取乳汁30毫升，兑入煮沸的乳汁。每服20毫升。功能定惊安神。适用于小儿惊骇夜啼，睡中时时惊踢不安，阵发性啼哭等症。

天麻钩藤藕粉汤

　　钩藤12克、天麻8克、石决明15克、藕粉20克、白糖适量。钩藤、天麻、石决明置入布包煎水去渣，趁热冲熟藕粉，白糖10克调味，顿服，每天1剂，连服6剂。功能滋肾养肝，平肝潜阳。适用于梅尼埃综合征属肝风眩晕者。

 中医传世药方

钩藤天麻平肝熄风汤

　　方选源流：《杂病证治新义》治风方。
　　中药组成：钩藤（后下）、川牛膝各12克，天麻、杜仲、山栀、黄芩、益母草、桑寄生、夜交藤、朱茯神各9克，石决明（先煎）18克。
　　炮制方法：水煎服。
　　功能主治：熄风定惊，清热平肝，活血利水，补益肝肾。适用于肝阳上亢，肝风内动所致的失眠，震颤，头痛眩晕，耳鸣眼花，半身不遂，舌质红，脉弦数等症。

 本草纲目附方

小儿惊热

　　钩藤一两、芒硝半两、甘草(炙)一分，共研为末。每次服半钱，温水服，一天服三次。

斑疹

　　钩藤钩子、紫草苴等分，研为末。每次服三分或半钱，温酒送下。

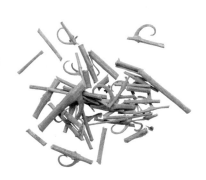

牛
（牛黄）

科属 牛科动物牛，其干燥胆结石入药。

地理分布 全国各地都有饲养。

采收加工 宰牛时，若发现有胆结石，可滤去胆汁，将牛黄取出，除去外部薄膜，阴干后使用。

用法用量 0.15～0.35克，多入丸散用；外用适量，研末敷患处。

药理作用 抗惊厥；镇静；镇痛；解热；降血压；增强心肌收缩力；抗炎；促进胆汁分泌；抗感染；兴奋呼吸；调节内分泌；提高机体免疫力；止血；降血脂，降血糖。

性味归经 甘，凉。归心、肝经。

功能主治 开窍，凉肝，清心，豁痰，熄风，解毒。用于热病神昏，惊痫抽搐，中风痰迷，口舌生疮，癫痫发狂，咽喉肿痛，痈肿疔疮。

【牛黄】

别名／犀黄·丑宝·胆黄·西黄·天然牛黄

◎《本草纲目》记载牛黄：『惊痫寒热。久服，轻身增年，令人不忘。主中风失音口噤，妇人血噤惊悸，天行时疾，健忘虚乏。安魂定魄，辟邪魅，卒中恶，小儿夜啼，益肝胆，定精神，除热，止惊痢，辟恶气，除百病。清心化热，利痰凉惊。痘疮紫色，发狂谵语者可用。』

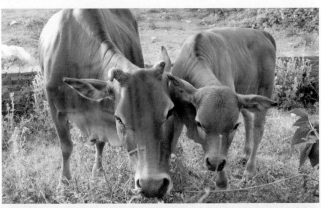

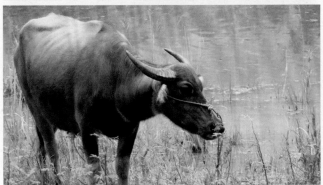

四季药膳养生

牛黄酒

　　牛黄、钟乳（研）、秦艽、麻黄（去节）、人参、桂心各3克，白术、龙角、当归、甘草、细辛各2克，杏仁1克，蜀椒、蚱蜢（炙）各9枚。上药切细以绢袋盛，以酒5 000毫升浸月余。每服25毫升，每天3次。 功能开窍凉肝，清心豁痰，熄风解毒。适用于小儿惊痫，经年小劳辄发等症。

牛黄抱龙开窍丸

　　牛黄、雄黄各3克，天竺黄30克，朱砂、麝香各15克，胆南星120克。上药研末，炼为蜜丸，每丸重1.5克。周岁以内每服半丸，1～2岁每服1丸，3岁以上小儿每服2丸，温开水送下。 功能镇惊熄风，清心开窍，化痰解毒。适用于小儿急惊，手足抽搐，痰涎壅阻，喘促不安，身热气粗，咽喉肿痛，舌红苔黄浊，脉弦滑数等症。

 中医传世药方

清热开窍清肝方

　　方选源流：《温病条辨》开窍方。
　　中药组成：牛黄、郁金、黄连、黄芩、犀角、山栀、朱砂、雄黄各30克，珍珠15克，麝香、梅片各7.5克。
　　炮制方法：上药共研为极细末，炼老蜜为丸，生丸3克，金箔为衣，蜡护。大人病重体实者，日再服，甚至日三服；小儿服半丸。
　　功能主治：清热开窍，豁痰解毒，凉肝清心。适用于温热病，痰热壅闭心窍，清心包火。高热烦躁，神昏谵语，惊痫抽搐，中风昏迷，小儿惊厥及邪热内闭者。

 本草纲目附方

初生胎热

　　取牛黄，如豆大一粒，加蜜调成膏，用乳汁化开，频频滴入患儿口中。

小儿热惊

　　取牛黄如杏仁大一块，加竹沥、姜汁各一合，调匀蘸患儿服下。

惊痫嚼舌

　　取牛黄如豆大一粒，研细，和蜜水调匀灌服。

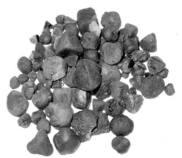

赛加羚羊
（羚羊角）

科属 牛科动物赛加羚羊，其头角入药。

地理分布 习性喜欢干旱，栖息于荒漠及半荒漠的开阔地区。

采收加工 人工繁殖饲养，长成后锯羚羊角，晒干后可使用。

用法用量 煎服，1～3克，宜单煎2小时以上；磨汁或研粉服，每次0.3～0.6克。

药理作用 抗惊厥；镇静；镇痛；解热；增强心肌收缩力；降血压；耐缺氧。

性味归经 咸，寒。归肝、心经。

功能主治 清肝明目，平肝熄风，散血解毒。用于高热惊痫，子痫抽搐，神昏痉厥，头痛眩晕，癫痫发狂，瘟毒发斑，目赤翳障，痈肿疮毒。

《羚羊角》

◎《本草纲目》记载羚羊角："平肝舒筋，定风安魂，散血下气，辟恶解毒，治子痫痉疾。"

别名／高鼻羚羊角·羚羊·羚角

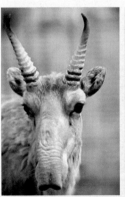

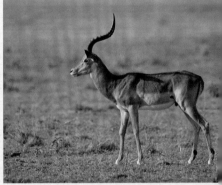

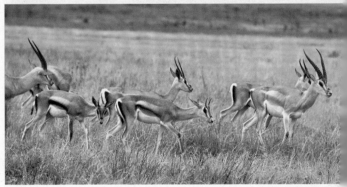

四季药膳养生

羚羊菊花茶

　　羚羊角 3 克、草决明 25 克、菊花 20 克、五味子 15 克。一同制成粗粉末，煎水，取汁。代茶多次饮。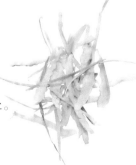 功能清肝明目，平肝熄风，散血解毒。适用于肝胆风火所导致的单纯性青光眼，头痛目痛等症状。

羚羊肉

　　高鼻羚羊(赛加羚羊)原生活在新疆等地，可入药。见《本草拾遗》。味咸，性寒，入肝、心经。通常不作食用。与五味子同炒，泡酒饮之。功能平肝熄风，清热镇惊，解毒。适用于热病神昏痉厥，谵语发狂，头痛眩晕，惊痫，抽搐，目赤翳膜，筋骨强急，中风等症。

 中医传世药方

羚角钩藤熄风汤

　　方选源流：《通俗伤寒论》治风方。
　　中药组成：羚羊角片（先煎）4.5 克，霜桑叶 6 克，钩藤（后下）、菊花、茯神木、生白芍各 9 克，川贝 12 克，生甘草 2.4 克，鲜生地、淡竹茹（与羚羊角先煎代水）各 15 克。
　　炮制方法：水煎服。
　　功能主治：凉肝熄风，增液舒筋。适用于肝经热盛，热极动风，高热不退，烦闷躁扰，痉厥抽搐，神昏眩晕，舌质绛而干，舌焦起刺，脉弦而数；肝阳上亢，头痛震颤等症。

 本草纲目附方

噎塞不通

　　将羚羊角屑研为细末，水送服一匙。同时以角摩擦噎塞部位。

胸胁痛满

　　将羚羊角烧后研为末，水送服一匙。

堕胎腹痛，血出不止

　　将羚羊角烧灰，取三钱，豆淋酒送服。

遍身赤丹

　　将羚羊角烧灰，用鸡蛋清调匀涂搽患处。

腹痛热满

　　将羚羊角烧后研为末，水送服一匙。

少棘巨蜈蚣

（蜈蚣）

科属　为蜈蚣科动物，少棘巨蜈蚣的干燥体入药。

地理分布　全国绝大部分地区均有分布。喜欢在温暖的地方，多沙土的低山区；常栖息在丘陵地带，以小型昆虫及其卵为食。

采收加工　春、夏季节为捕捉的最佳季节，捕捉之后用竹片插入蜈蚣头尾部，绷直，晾干。

用法用量　煎服，3～5克。

药理作用　抗惊厥；镇痛；抑制中枢神经；增强心肌收缩力；扩张血管；降血压；增强机体免疫功能；抗炎；抑菌；抗癌。

性味归经　辛，温；有毒。归肝经。

功能主治　熄风镇痉，通络止痛，攻毒散结。用于小儿惊风，中风半身不遂，抽搐痉挛，口眼㖞斜，偏正头痛，风湿痹痛，瘰疬，疮疡。

《蜈蚣》

别名／吴公・天龙・百脚・百足虫・千足虫

◎《本草纲目》记载蜈蚣：『治小儿惊痫风搐，脐风口噤，丹毒，秃疮，瘰疬，便毒，痔漏，蛇瘕，蛇癥，蛇伤。』

四季药膳养生

蜈蚣鸡蛋

　　蜈蚣1条、鸡蛋1个。蜈蚣焙干研磨成粉末。分3份。鸡蛋打入碗内，放蜈蚣，面1份，蒸熟食。每天2次，饭后服用，连服1个月。功能熄风镇痉，解毒散结。适用于颈、腋淋巴结结核患者。

 中医传世药方

止痉祛风散

　　方选源流：《方剂学》治风方。

　　中药组成：蜈蚣、仝蝎各等分。

　　炮制方法：上药共研细末。每服1～1.5克，日服2～4次，温开水送服。

　　功能主治：祛风解痉，通络止痛。适用于痉厥，四肢抽搐，口眼㖞斜，头痛、关节痛等症。

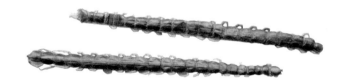

天麻
（天麻）

科属 兰科多年寄生草本植物天麻，其干燥块茎入药。天麻属植物全世界约 20 种，分布于大洋洲、东亚、东南亚。中国约有 12 种。入药用仅 1 种。

地理分布 分布于我国辽宁、吉林、河南、河北、甘肃、陕西、湖北、安徽、贵州、四川、西藏、云南等地。人工栽培较多。生于海拔 1 200 ～ 1 800 米的林下阴湿、腐殖质较厚的地方。

采收加工 立冬后至次年清明采挖，立即洗净，蒸透，敞开，低温干燥。

用法用量 煎服，3 ～ 9 克。

药理作用 安神；镇静；镇痛；抗惊厥；抗血栓形成；降血压；抗炎；耐缺氧；增强机体免疫力；延缓衰老。

性味归经 甘，平。归肝经。

功能主治 平肝熄风止痉。用于头痛眩晕，肢体麻木，癫痫抽搐，小儿惊风，破伤风。

【天麻】

别名／赤箭·明天麻·神草·定风草

◎《本草纲目》记载天麻：『诸风湿痹，四肢拘挛，小儿风痫惊气，利腰膝，强筋力。久服益气，轻身长年。助阳气，补五劳七伤，鬼疰，通血脉，开窍。服食无忌，治风虚眩晕头痛。』

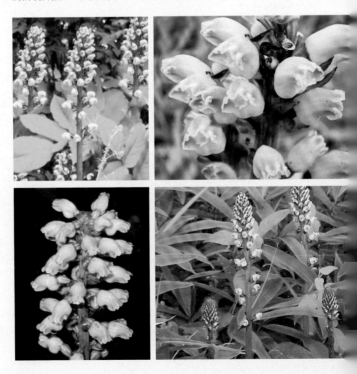

四季药膳养生

天麻炖鸡

天麻15克、鸡1只。鸡宰杀后去毛以及内脏，然后洗净；天麻洗净，切成小片后放入鸡腹中；鸡入锅，加水清炖到烂熟，加调料入味后食用。功能行气，熄风，活血。适用于产后血虚头昏，身体虚弱等症。

天麻肉片汤

天麻15克、猪肉1000克。天麻浸软，切薄片；猪肉切片做汤。药和汤都是滋补佳品。功能平肝熄风，滋阴潜阳。适用于肝阳上亢或风痰上扰之眩晕，头痛等症。现多用于耳源性眩晕，高血压等。

天麻炖鸡蛋

天麻粉2克、鸡蛋1个。鸡蛋去壳，调入天麻粉，搅匀蒸熟后食用。每天2次。功能平肝熄风，养心安神。适用于肝风眩晕，或失眠健忘，心神失养，神经衰弱等症。

中医传世药方

天麻活络祛风湿丸

方选源流：《仁斋直指方论》祛湿方。

中药组成：天麻、牛膝、萆薢、玄参各180克，杜仲210克，羌活420克，当归300克，炮附子30克，生地黄500克，独活150克。

炮制方法：上药共研为末，炼为蜜丸，如梧子大；每服9克，每日2次。

功能主治：祛风除湿，活血通络，平肝熄风止痉，强筋骨，补肝肾。适用于风湿痹痛，经络不利，肢体麻木，步履维难，筋骨无力等症。

本草纲目附方

舌强不语，半身不遂，肢体麻木

天麻、防风、炮附子各4.5克，羚羊角、官桂、羌活各3克，酸枣仁7.5克，炙甘草1.5克。水煎，加竹沥一小碗、姜汁半碗，冲服。

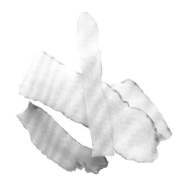

诸风湿痹、四肢拘挛、瘫痪不遂、眩晕头痛等症

天麻半两、川芎二两，共研为末，炼为蜜丸，如芡子大。每次嚼服一丸，饭后服，茶或酒送下。

安神药

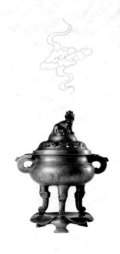

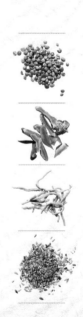

【概念】

在中医药理论中，凡以镇静安神为主要作用，用治心神不安、失眠、惊痫、狂妄等症的药物，统称安神药。

【功效】

本类药物主入心经与肝经。《内经》曰"心藏神"、"肝藏魂"，人体的意识、精神、思维活动，与心、肝二脏的功能状态有着密切的关系。心神受扰或心神失养，都会导致神志的异常。本章药物有镇惊安神或养心安神的效用，因此能安定神志，使人的精神、意识、思维活动恢复正常。

【药理作用】

中医药科学研究表明，安神药主要具有镇静、催眠、抗惊厥、抑制中枢神经系统等作用。某些药物还有强心、祛痰止咳、改善冠状动脉血循环、抑菌、提高机体免疫功能、防腐等作用。

【适用范围】

安神药主要用于治疗心火亢盛、惊则气乱、痰热扰心或心脾两虚、肝郁化火、阴血不足、心肾不交等原因所引起的心悸怔忡、心神不宁、癫狂、失眠多梦及惊风等病症。某些安神药还兼有平肝、解毒、敛汗、祛痰、润肠等作用，还可用于治疗肝阳眩晕、热毒疮肿、自汗盗汗、痰多咳喘、肠燥便秘等症。

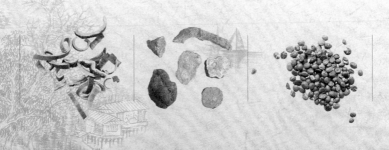

【药物分类】

安神药按性能、药物作用的不同，分为重镇安神药和养心安神药两类。

重镇安神药，属质重的矿石药及介类药，用于心神不宁、躁动不安、安神解毒、清心镇惊、心悸易惊、失眠多梦、小儿惊风、癫痫发狂等。主要用于痰火扰心、心火炽盛、肝郁化火以及惊吓等引起的心神不宁、心悸失眠及惊痫、肝阳眩晕、视物昏花、耳鸣耳聋、肾虚气喘等症。临床常用的重镇安神药有朱砂、磁石、龙骨、琥珀等。本类药物有镇静安神的功效，能镇定浮阳，但不能消除导致浮阳的其他因素，因此在应用时应考虑配以适当的药物。

养心安神药，多属于植物种子、种仁，具有甘润滋养的性味，因此有滋养心肝、交通心肾、宁心补肝、生津敛汗、解郁安神、养血安神、祛风通络的作用。主要用于阴血不足、心脾两虚、心肾不交等所致的心悸怔忡、虚烦不眠、健忘多梦、遗精盗汗、惊悸多梦、体虚多汗、忧郁失眠等。中医验方、奇方、偏方常用的养心安神药有酸枣仁、柏子仁、合欢皮、首乌藤、远志、灵芝、缬草等药。

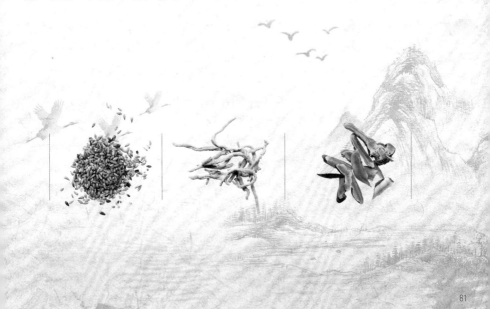

侧柏

（柏子仁）

科属 柏科植物侧柏，其干燥成熟的种仁入药。侧柏属植物全世界仅有侧柏1种，可入药。分布于中国和朝鲜半岛。

地理分布 生于湿润肥沃地，石灰岩山地也有生长。我国东北南部，内蒙古南部，经华北向南达广东、广西北部，西至陕西、甘肃，贵州、四川、云南多有分布。

采收加工 秋、冬二季采收成熟的种子，晒干，除去种皮，收集种仁。

用法用量 煎服，3～9克。

药理作用 催眠。

性味归经 甘，平。归心、肾、大肠经。

功能主治 养心安神，润肠，止汗。用于虚烦失眠，心悸怔忡，肠燥便秘，阴虚盗汗。

【柏子仁】 别名／柏实·柏子·柏仁·侧柏子·侧柏仁·侧柏

◎《本草纲目》记载柏子仁：『养心气，润肾燥，安魂定魄，益智宁神，烧沥，泽头发，治疥癣。』

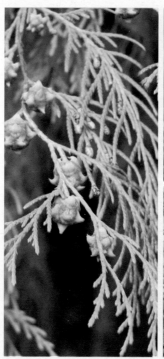

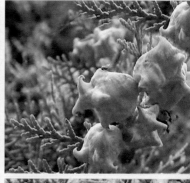

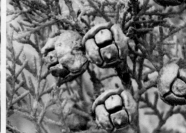

四季药膳养生

柏子仁芡实糯米粥

　　柏子仁 10 克、芡实 20 克、糯米 28 克、白糖 1 匙。柏子仁、芡实快速洗净，滤干，备用。糯米洗净后倒入小钢精锅内，柏子仁、芡实一起倒入，加冷水 3 大碗，中火煮粥。食用时加白糖，作早餐或当点心吃。功能补脾益肾，固精涩小便，安眠养心。适用于夜卧不宁，夜尿次数过多、睡眠不实等病症。

中医传世药方

柏子养心丸

　　方选源流：《体仁汇编》安神方。

　　中药组成：柏子仁 120 克，枸杞子 90 克，当归、石菖蒲、麦冬、茯神、熟地黄各 30 克，玄参 60 克，甘草 15 克。

　　炮制方法：上药共研为末制成蜜丸，如梧子大，每服 9 克。亦可作汤剂水煎服，用量按原方比例酌减。

　　功能主治：养心安神，补肾滋阴。适用于营血不足，心肾失调，精神恍惚，健忘，怔忡惊悸，虚烦失眠，夜寐盗汗多梦等病症。

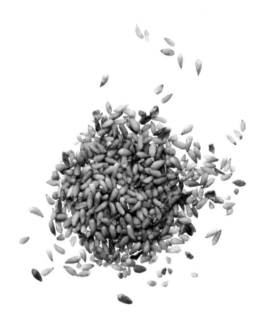

赤芝
（灵芝）

科属 多孔菌科真菌赤芝或紫芝，其干燥子实体入药。灵芝属植物全世界约有200多种，分布于欧洲、美洲、非洲和东南亚地区。中国约有75种。入药用约有6种。

地理分布 1. 赤芝 生于松科松属植物和向阳的壳斗科植物等的根际或枯树桩上。我国普遍分布，但以长江以南为多。

2. 紫芝 为我国特有，分布于长江以南高温多雨地带。生于阔叶植物或松科松属植物的树桩上。

采收加工 全年采收，除去杂质，剪除附有朽木、泥沙或培养基质的下端菌柄，阴干或在40～50℃的温度下烘干使用。

用法用量 煎服，6～12克。

药理作用 催眠，镇静，抗惊厥；镇咳；镇痛；增强心肌收缩力；降血糖；耐缺氧；增强机体免疫力；抗肝损伤；抗过敏；抗肿瘤等。

性味归经 甘，平。归心、肺、肝、肾经。

功能主治 止咳平喘，补气安神。用于心悸气短，眩晕不眠，虚劳咳喘。

【灵芝】
别名／木灵芝·菌灵芝·灵芝草
◎《本草纲目》记载灵芝："紫芝疗虚劳。久食益人面色，到老时容颜不改。令人不饥，大小便少，明目益精。"

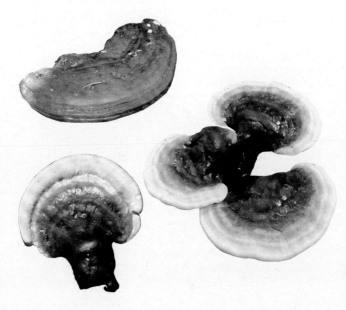

四季药膳养生

灵芝肉桂卤鸭

　　灵芝、肉桂、草果各10克，鸭子1只，调料适量。鸭子宰杀后，去毛、内脏，清洗干净；生姜、葱洗净，切片；放入灵芝、肉桂、草果水煎20分钟，取出汤汁，重复煎取2次，共取药汁3 000毫升。药汁放入锅内，加姜、葱、鸭子，最好药汁没过鸭子，小火煮至鸭熟，捞起稍晾凉，锅内再放入卤汁卤熟后，捞出，净浮沫。取适量的卤汁放入锅内，加食盐、冰糖屑、味精拌匀，调好色味，放入鸭子，用微火边滚边浇使卤汁粘在鸭子上，颜色红亮时捞出装盘。◀)) 功能益肾止咳，滋阴补肺。适用于支气管炎，肺虚咳嗽，哮喘等病症。

灵芝大枣汤

　　灵芝25克、大枣50克、蜂蜜5克。灵芝、大枣放入锅加水共煎，取煎液共2次，合并后兑入蜂蜜煮沸。◀)) 功能抑制肿瘤细胞。适用于肿瘤防治。

中医传世药方

保肝安神汤

　　方选源流：《奇方本草》安神方。
　　中药组成：灵芝15克，丹参、柴胡各30克，五味子10克。
　　炮制方法：上药加水煎沸15分钟，滤出药液，再加水煎15分钟，去渣，两煎药液调兑均匀，每天1剂。
　　功能主治：止咳平喘，补气安神。适用于慢性肝炎等症。

本草纲目附方

治鼻衄、吐血

　　石耳（灵芝）三钱，鸭蛋一个同煮，喝汤吃蛋及药。

治肠炎、痢疾

　　石耳焙燥研末，每服半钱，米粥汤调服。

治毒蛇咬

　　石耳二至三钱，白酒糟适量煮服。

治肠风痔瘘，行水解毒

　　每次取石耳六至十钱，瘦猪肉三两，加盐少许，隔水蒸熟。上午蒸一次，喝汤；下午蒸一次，全吃尽。

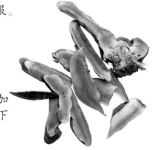

合欢

（合欢皮）

科属 豆科植物合欢，其干燥树皮入药。合欢属植物全世界约有 140 多种，分布于大洋洲、非洲、亚洲及美洲的热带、亚热带地区。中国约有 16 种，入药用约有 8 种。

地理分布 生于山坡或栽培于庭院、街道两旁。分布于我国华东、东北、中南及西南各地。

采收加工 夏、秋二季剥取，晒干。

用法用量 煎服，6 ～ 12 克。外用适量，研末调敷。

药理作用 催眠，镇静；抗过敏；抗生育；抗肿瘤。

性味归经 甘，平。归心、肝、肺经。

功能主治 活血消肿，解郁安神。用于心神不宁，忧郁失眠，跌扑伤痛，肺痈疮肿。

【合欢皮】

◎《本草纲目》记载合欢皮：『安五脏，和心志，令人欢乐无忧，明目。煎膏，消痈肿，续筋骨，杀虫。捣末，和铅下墨，生油调，涂蜘蛛咬疮。用叶，洗衣垢。折伤疼痛，花研末，酒服二钱匕。和血消肿止痛。』

别名／夜合皮·合欢木皮

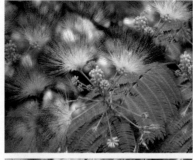

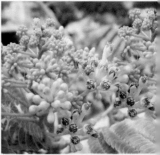

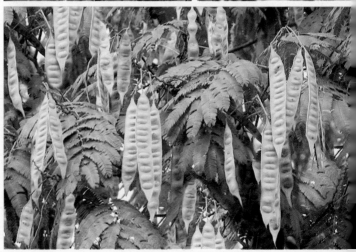

四季药膳养生

合欢高粱酒

　　合欢皮600克，米酒或高粱酒3000毫升。药切碎，和酒装入大口瓶中，密封存贮3个月。每晚饭前及睡前饮1杯。◁)功能补精，强身，安五脏，壮筋骨。适用于阳痿，性功能减退等症。

合欢花粳米粥

　　合欢花干品30克（鲜50克）、粳米50克、红糖15克。上3味同入砂锅内，加清水500毫升，微火煮粥至稠。每晚于睡前1小时空腹温服。◁)功能安神解郁，活血，消痈肿。适用于虚烦不安，愤怒忧郁，健忘失眠等症。

合欢皮茶

　　合欢皮15克。开水冲泡。代茶饮用。◁)功能活血消肿，解郁安神。适用于咽喉肿痛等症等。

 中医传世药方

合黄安神茶

　　方选源流：《千家妙方》安神方。
　　中药组成：合欢花皮16克、红糖15克、黄实20克、红茶3克、甘草10克。
　　炮制方法：将合欢花皮、黄实、甘草加水1000毫升，煮沸30分钟，去合欢花皮等草渣，加入红糖，再煎至300毫升，分3次温服。日服1剂。
　　功能主治：安神解郁，治忧郁症等。

 本草纲目附方

跌打损伤

　　合欢皮去掉粗皮，炒成黑色，取四两，与芥菜子（炒）一两，共研为末。每次服二钱，临睡前服以温酒送下。另以药末敷伤处，能助接骨。

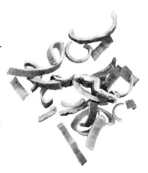

中风挛缩

　　合欢枝、柏枝、槐枝、桑枝、石榴枝各五两，生锉；另取糯米五升、黑豆五升、羌活二两、防风五钱、细曲七斗半。先以水五斗煎五枝，取汁二斗五升浸米、豆蒸熟，加细曲与防风、羌活，照常法酿酒。封二十日后压汁饮服，每次饮五合，不宜过醉致吐。

何首乌

（首乌藤）

科属　蓼科植物何首乌，其干燥藤茎入药。蓼属植物全世界约有 228 种，分布于世界各地。中国约有 119 种。入药用约有 80 种。

地理分布　生于路边、草坡、石隙、山坡及灌木丛中。分布于我国华东、中南及河北、陕西、山西、甘肃、台湾、贵州、四川、云南等地。

采收加工　每年秋、冬季节采割，去除残叶，捆成把，晾干后使用。

用法用量　煎服，9～15 克。外用适量，煎水洗患处。

药理作用　催眠，镇静；降血脂。

性味归经　甘，平。归心、肝经。

功能主治　养血安神，祛风通络。用于血虚身痛，失眠多梦，风湿痹痛；外治皮肤瘙痒。

【首乌藤】

别名／棋藤·夜交藤

◎《本草纲目》记载首乌藤：「治夜少安寐。」

四季药膳养生

首乌鸡汤

　　首乌30克、母鸡1只、调料适量。鸡治净，首乌研末装入纱布袋后，放入鸡腹，放置容器内，加入适量清水，急火烧沸后，温火煮到烂熟，加盐、姜、黄酒调味，稍微煮透，分2次服食。◀)) 功能养血安神，补精填髓，祛风通络。适用于气血不足，虚劳羸瘦，子宫脱垂，脱肛，痔疮，贫血及出血等症。

 中医传世药方

祛风通络汤

　　方选源流·《奇方本草》安神方。

　　中药组成：夜交藤（何首乌的地上茎）24克，丹参30克，钩藤20克，茯苓、白芍各15克，天麻、半夏、全蝎、僵蚕各10克。

　　炮制方法：加水煎沸15分钟，滤出药液，再加水煎20分钟，去渣，两煎药液兑匀，分服，每天1剂。功能主治：祛风通络。适用于颈椎骨质增生，眩晕，僵硬等症。

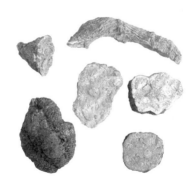

酸枣
（酸枣仁）

科属 鼠李科植物酸枣，其干燥成熟种子入药。枣属植物全世界约有98种，分布于亚洲和美洲的热带、亚热带地区。中国约有12种。入药用约有5种。

地理分布 生于干燥的山坡和向阳的丘陵、山谷、平原、路旁以及荒地。常形成灌木丛，性耐干旱。分布于我国华北、西北及河南、辽宁、江苏、山东、湖北、安徽、四川。

采收加工 秋末冬初采收成熟果实，除去果肉及核壳，收集种子，晒干。

用法用量 煎服，9～15克。

药理作用 镇静，抗惊厥，催眠；抗心律失常，抗心肌缺血；降血脂；降血压；增强免疫功能等。

性味归经 甘、酸，平。归肝、胆、心经。

功能主治 宁心，补肝，生津，敛汗。用于惊悸多梦，体虚多汗，虚烦不眠，津伤口渴。

【酸枣仁】

◎《本草纲目》记载酸枣仁：『其仁甘而润，故熟用疗胆虚不得眠、烦渴虚汗之证，生用疗胆热好眠，系足厥阴、少阳药也。』

别名／枣仁·酸枣核

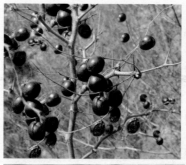

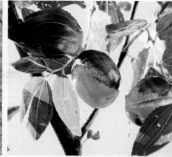

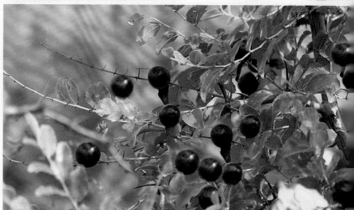

四季药膳养生

酸枣仁粳米粥

　　酸枣仁（炒黄研末）15克、粳米100克。粳米煮粥，稍熟，下酸枣仁末，再煮。空腹食用。功能宁心安神。适用于失眠、心悸、心烦、多梦等症。

酸枣仁蜂蜜饮

　　炒酸枣仁20克、蜂蜜适量。炒酸枣仁研磨成细末，用蜂蜜水送服。功能补阴血、安神魂。适用于肝血不足的心悸失眠症。

酸枣仁散

　　酸枣仁10克、白糖适量。酸枣仁研磨成细面，放入白糖调匀。睡前取少许（3克）用温开水调服。功能养血安神。适用于失眠者。

 中医传世药方

酸枣仁安神汤

　　方选源流：《金匮要略》安神方。
　　中药组成：酸枣仁18克，知母、茯苓各10克，川芎5克，甘草3克。
　　炮制方法：水煎服。
　　功能主治：养血安神，清热除烦，生津润燥。适用于虚烦失眠，心悸盗汗，头晕目眩，口燥咽干，肺热烦渴，脉弦细等症。

 本草纲目附方

虚烦不眠

　　酸枣仁二升，知母、干姜、茯苓、川芎各二两，甘草（炙）一两，先以水一斗煮枣仁，得汁七升，再放入其余各药同煮，最后得汁三升，分次服下。

骨蒸不眠

　　酸枣仁一两，加水二碗，研绞取汁，下粳米二合煮粥。粥熟后，再下地黄汁一合，煮匀食用。

胆虚不眠（心多惊悸）

　　酸枣仁一两炒香，捣为散。每次服二钱，竹叶汤调下。

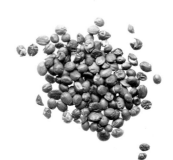

远志
（远志）

科属　远志科植物远志、卵叶远志，其干燥根入药。远志属植物全世界约有498种，分布于世界各地。中国约有41种。入药用约有19种。

地理分布　1. 远志　生于路旁和向阳山坡。分布于我国东北、华北、西北及江苏、山东、安徽和江西等地区。

　　2. 卵叶远志　生于海拔1 100～2 800米的山坡草地。分布于我国大部分地区。

采收加工　每年春、秋季节采挖，除去须根和泥沙，晒干后使用。

用法用量　煎服，3～9克。

药理作用　抗惊厥，镇静；祛痰；溶血；降血压；抑菌；收缩子宫等。

性味归经　苦、辛，温。归心、肾、肺经。

功能主治　祛痰，安神益智，消肿。用于心肾不宁引起的失眠多梦、惊悸健忘、神志恍惚，咳痰，乳房肿痛，疮疡肿毒等。

【远志】

◎《本草纲目》记载远志：『治咳逆伤中，补不足，除邪气，利九窍，益智慧，耳目聪明，不忘，强志倍力。定心气，止惊悸，益精。杀天雄、附子、乌头毒，煎汁饮之。治健忘，安魂魄，坚壮阳道。长肌肉，助筋骨，小儿客忤。治一切痈疽。』

别名／棘菀·细草·苦远志·小草

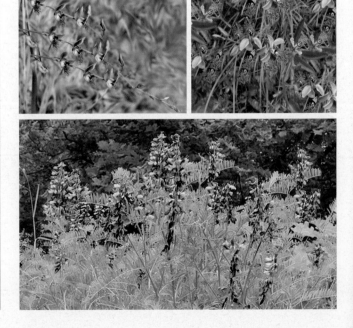

四季药膳养生

远志莲粉粥

远志30克、粳米50克、莲子15克。远志泡去心皮研磨为粉，莲子研磨成粉，再煮粳米粥等到熟烂，放入远志和莲子粉，再两沸，随意食取。🔊功能补中，益心智，聪耳目。适用于健忘，怔忡，失眠等症。

远志状元红酒（方一）

远志（米泔浸洗，去土，去心）适量。研为细末。状元红酒1杯，调药末9克，饮用。用渣敷于病处。🔊适用于痈疽，发背，疔毒恶症，肿大有死血者。

远志状元红酒（方二）

远志、全当归各150克，状元红酒1 500毫升。当归切碎，同远志，用白布袋装，用酒浸泡在净容器中，封口，7天后，去渣备用。每晚温服适量。不能间断，用完依照上述方法再制。🔊功能补气益血。适用于治疗妇女气血不足等症。

中医传世药方

远志安神丸

方选源流：《重订严氏济生方》安神方。

中药组成：远志、石菖蒲各60克，人参、白茯苓、龙齿、茯神各30克。

炮制方法：上药共研细末，炼为蜜丸，如梧子大，辰砂为衣。每服9克，食后、临卧用温开水送下。

功能主治：宁心安神，固摄精气。适用于神志大惊，夜多异梦，神魂不安，惊悸恐怯等症。

本草纲目附方

胸痹心痛（逆气膈中，饮食不下）

远志、桂心、干姜、细辛、蜀椒（炒）各三两，附子二分（炮），一起捣细，加蜜和成丸，如梧子大。每次服三丸，米汤送下。一天服三次。如不见效，可稍增加药量。忌食猪肉、冷水、生葱、生菜。

善忘症

取远志为末，冲服。

各种痈疽

远志放入淘米水中浸洗，捶去心，研细。每次服三钱，以温酒一杯调末，澄清片刻，饮汁，药渣外敷患处。

开窍药

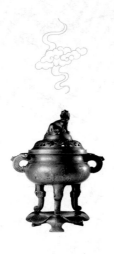

【概念】

在中医药理论中，凡具辛香走窜之性，以通关开窍苏醒神志为主要作用，治疗闭证神昏的药物，称为开窍药。

【功效】

开窍药味辛，气香，善于走窜，属于心经，具有启闭回苏，通关开窍，醒脑复神的作用。部分开窍药以其辛香走窜的特性，还兼有活血、止痛、行气、解毒、辟秽等功效。

【药理作用】

中医科学研究表明，开窍药主要具有兴奋中枢神经系统的作用，有兴奋心脏与呼吸、镇痛、升高血压的作用，某些药物还有抗炎、抗菌的作用。

【适用范围】

开窍药主要用于治疗温病热陷心包、痰浊蒙蔽清窍的神昏谵语，以及癫痫、惊风、中风等所致的猝然昏厥、痉挛抽搐等症。又可用于治湿浊中阻的胸脘冷痛满闷；经闭、血淤气滞疼痛，食少腹胀以及目赤咽肿、痈疽疔疮等症。

龙脑香
（冰片）

科属 龙脑香科植物龙脑香，其树脂的加工品，或龙脑香树干、树枝切碎，经蒸馏冷却而得的结晶，称"龙脑冰片"，也称"梅片"。由菊科植物艾纳香叶的升华物经加工劈削而成，称"艾片"。现在多用樟脑、松节油等，经过化学方法合成，称"机制冰片"。樟属植物全世界约有240种，分布于热带、亚热带、亚洲东部地区及澳大利亚和太平洋诸岛。中国约有45种。入药用约20种。

地理分布 1. 龙脑香 印度尼西亚的苏门答腊等地为主产区。我国多经香港进口。

2. 艾纳香 产于我国贵州、云南、福建、广西和台湾。巴基斯坦、印度、泰国、缅甸、印度尼西亚、马来西亚和菲律宾等也有分布。

采收加工 于龙脑香树干的裂缝处，采取干燥的树脂，进行加工。或砍下树枝及树干，切成碎片，经蒸馏升华，冷却后即成结晶。全年可采，多于秋季采伐，除去白色边材，锯成10～100厘米的小段，粗者对半剖开，干燥。

用法用量 0.15～0.3克，入丸散用；外用研粉点敷患处。

药理作用 镇静；耐缺氧；抗炎；抑菌；引产等。

性味归经 辛、苦，微寒。归心、脾、肺经。

功能主治 清热止痛，开窍醒神。用于热病神昏，惊厥，中风痰厥，中恶昏迷，气郁暴厥，口疮，目赤，耳道流脓，咽喉肿痛。

【冰片】
◎《本草纲目》记载冰片：『疗喉痹，脑痛，鼻息，齿痛，伤寒舌出，小儿痘陷，通诸窍，散郁火。』
别名／龙脑·龙脑香·脑子·梅花脑·天然冰片·梅片

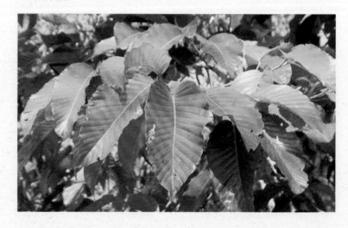

四季药膳养生

安宫牛黄丸

　　牛黄、郁金、犀角、黄连、朱砂、栀子、雄黄、黄芩各30克，珍珠15克，冰片、麝香各7.5克。炼为蜜丸，金箔为衣。每服3克，每天服2次。脉虚者用人参汤，脉实者用金银花、薄荷汤送服。⏺功能清热解毒，豁痰开窍。适用于救治高热烦躁、神昏谵语，舌红绛，脉数者。为家居常备之品。孕妇禁用。

中医传世药方

行军开窍散

　　方选源流：《霍乱论》开窍方。

　　中药组成：冰片、硼砂、麝香、珍珠、西牛黄各3克，硝石0.9克，雄黄24克，飞金20片。

　　炮制方法：上药各研极细粉，再合研匀，瓷瓶密收，以蜡封之。每服0.3～0.9克，日服2～3次，凉开水调下。也可搐鼻用。

　　功能主治：开窍，醒神，辟秽，解毒。适用于暑月痧胀。吐泻腹痛，烦闷欲绝，目赤昏晕，不省人事。并治口疮咽痛。点目去风热障翳，搐鼻可避时疫之气。

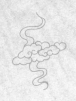

附录

中药鉴别方法

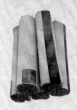

中药饮片的鉴别：主要是经验鉴别（性状鉴别），即通过"眼看"、"水浸"、"口尝"、"舌感"、"鼻闻"、"手摸"及简易可靠的试验（水试、火试），对中药饮片的形状、大小、表面、切面（断面）的色泽、质地、气味等特征，以及试验现象观察分析，从而快捷有效地判断饮片的质量优劣及真伪。

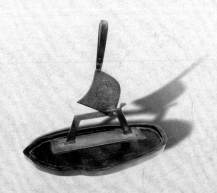

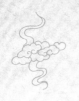

中药炮制方法

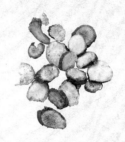

　　本草原料制成药物的传统方法是烘、炮、炒、洗、泡、漂、蒸、煮等。中药的传统煎服多种多样，可根据病情和中医用药的药性决定。煎草药需要精心挑选好容器、水质、火种三项物质，做好泡、煎、挤三项工作，如其中哪个环节有误，都可能影响草药药效。

　　器皿的选择　煎药容器应注意其容量的大小，方便药物浸泡。煎煮中药的容器，古今传统多选用砂锅、陶器、瓦罐等，如今也可使用不锈钢容器，最好不用铜、铁、铝等金属器皿，避免引起化学反应，使药效消失乃至起相反的药理作用。

　　水的选择　煎煮中药需使用清洁水，最好使用井水或泉水等。放水量应以浸过全部中药并高出 3 厘米为好，煎后所剩药液一茶杯或一碗（280 毫升左右）。

火候的控制 煎中药的火种通常是"先武后文"，可先用武火将草药快速煮开，然后改用文火保持药液稍微沸腾，使药物成分有效释放出。滋补药多宜文火，解表剂、清热剂、芳香药用武火煮。

泡的时间 在炮制中药的有效成分中，煎药方法一般先将药物用冷水浸泡20分钟。其中以花、叶、茎类为主，浸泡15分钟；根、种子、根茎、果实类，浸泡30分钟。头次煎后就不再用冷水泡了，加水直接煎煮即可。

挤渣取汁 中药煎煮好以后，倒出药汁，最好再用纱布挤渣取汁，因为药渣容易吸附中药的有效成分，避免浪费及药渣喝入胃中。

煎药技巧 由于药物特性和治疗用途的不同，古代传统煎煮中药时有先煎、后下、包煎、另煎、烊化、冲服、泡服、煎汤代水的几种方法。将煎煮好的中药晾置起来，等温度下降到37℃以下再服用最佳。

先煎 为了增加药物的溶解程度，充分发挥疗效，炮制更方便煎煮。矿石类，如生石膏、自然铜、赤石脂、龙骨、鳖甲等，可打碎先煎20分钟。有毒类，如泽漆、乌头、附子等，需先煎。植物类，如白果、天竺黄、槟榔、藏青果等，只有先煎更有效。

后下　为了减少某些挥发物的损耗，有效成分免于分解破坏，可后下煎煮。芳香类，含挥发油物质的药物，如红花、薄荷、檀香、玫瑰花。不宜久煎的植物，如槐花、钩藤、杏仁等。

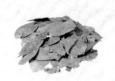

包煎　采取包煎，为避免因茸毛脱落入汤液中而刺激咽喉。花粉类、细小种子类、细粉等，需用纱布包好与其他草药同煎。茸毛类，如鸡冠花、蒲公英等。

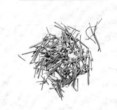

另煎　先切片单独用碗隔水炖 1 小时，后将药汁单独服用或冲入其他药液中。如犀角、羚羊角、人参等贵重药物。

烊化　可放在去渣后的药汁中，趁热在容器里搅拌再煮开，即可服用。如阿胶、蜂蜜等容易溶解的药，易黏附在锅底。

冲服　不宜煎煮的药物研成细末，用温水冲服。如熊胆、麝香、鹿茸等贵重药品。

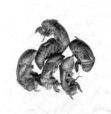

泡服　指直接用开水浸泡半小时后服用。如丹参、枸杞、麦冬、金银花、胖大海等。

煎汤代水　为了防止药液混浊（如海金沙、灶心土），一锅煎不完（如糯稻根须、玉米须），可先单独煎煮，取其清液代替水煎药。

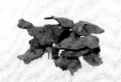

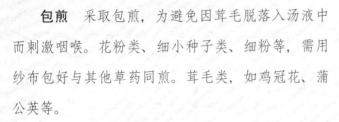

中药服用方法

  按照传统中医服药时间，人体十二脏器的气血运行与时辰密切相关，不同的中药应选择合适的时间进服。

服药与进食的先后顺序

  在胸膈以上的疾病，如肝、肺、头面部疾患，通常先进食后服药，这样可以使药物向上走，更好地接近病位。

  在胸腹以下的疾病，如脾、胃、胆、肛肠处疾患，通常是先服药后进食，这样使药物能够下沉靠近病灶，更好地发挥治疗作用。

  病在四肢血脉，最好选择早晨空腹服药，以使药物更好地循环。

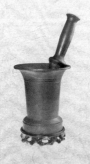

  病灶在骨髓的患者，应选择在晚上吃饭以后服药，这样可使药物循序渐进被吸收。

不同的中药应选择不同的进服时间

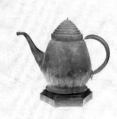

补肾药、行水利湿药、催吐药，应在清晨前服用为佳。

发汗解表药，快到中午的时候，阳气升腾，身体血液循环快，此时服用更利于抵御外邪。解表药如治风寒感冒药应趁热服用，并在服后加衣盖被，或进食少量热粥，以增强发汗的效果。要阴阳平衡，寒证要热服，热证要凉服。

驱虫药、泻下药，适宜在夜晚空腹服用。

滋阴养血药，在晚间 21～23 时是肾脏功能最虚的时候，这时服用能加快吸收，更好地发挥养气养血补遗的作用。

安神药，应在临睡前服，以便卧床后及时进入睡眠状态。

不同剂型的中药应选择相应的服法

丸剂、颗粒剂，可以直接用温开水送服。散剂、粉剂，可用蜂蜜调和服用，或是装进胶囊中吞服，以免呛入喉咙。蜜膏剂，以开水冲服。冲剂，可直接用开水冲服。糖浆剂，可直接吞服。

"本草纲目附方" 用药剂量对照

古今医学常用质量单位对照表

一厘	约等于 0.031 25 克
一分	约等于十厘（0.312 5 克）
一钱	约等于十分（3.125 克）
一两	约等于十钱（31.25 克）
一斤	约等于十六两（500 克）

古代医家用药剂量对照表

一方寸匕	约等于 2.74 毫升，或金石类药末约 2 克；草木类药末约 1 克
一钱匕	约等于 5 分 6 厘，或 2 克
一刀圭	约等于一方寸匕的十分之一
一撮	约等于四圭
一勺	约等于十撮
一合	约等于十勺
一升	约等于十合
一斗	约等于十升
一斛	约等于五斗
一石	约等于二斛或一小斗
一铢	一两等于二十四铢
一枚	以较大者为标准计算
一束	以拳尽量握足，去除多余部分为标准计算
一片	以一钱重量作为一片计算
一茶匙	约等于 4 毫升
一汤匙	约等于 15 毫升
一茶杯	约等于 120 毫升
一饭碗	约等于 240 毫升